Adolph von Menzel *Das Kinderalbum*

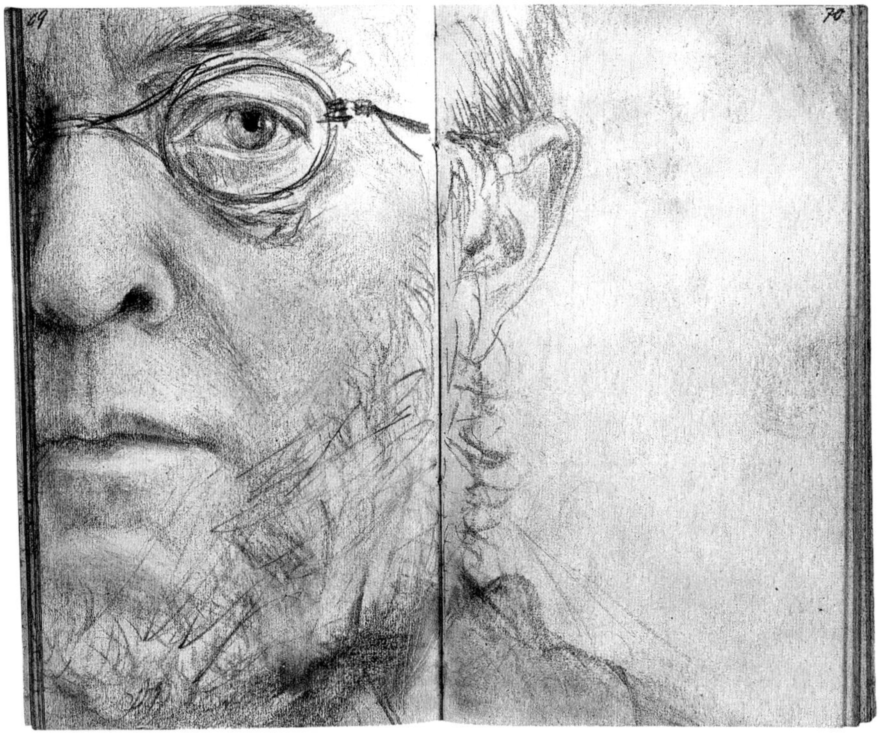

Adoph von Menzel, Selbstbildnis
Skizzenbuch 1876, S. 69/70

ADOLPH VON MENZEL

Das Kinderalbum

Herausgegeben
von
Marie Riemann-Reyher

NICOLAI

Das Kinderalbum – Eine Annäherung

In einem Zeitraum von zwanzig Jahren entstand die Sammlung jener farbigen Bilder auf Papier, die unter dem Namen Kinderalbum bekannt geworden ist. Menzel selbst nannte sie so, oder auch »Albogen«, vermutlich eine verspielte Neuschöpfung aus den Begriffen *Al*bum und Bilder*bogen*. Das Album als Sammlung loser Kunstblätter, von Gedichten oder auch Musikstücken war im 19. Jahrhundert ebenso beliebt wie der Bilderbogen mit unterhaltenden Geschichten in Bildern. Die hier vorliegenden 44 Blätter bildeten kein Album, sondern einen lockeren Verbund, den innerer wie äußerer Zusammenhang zu einem Werk vereint.

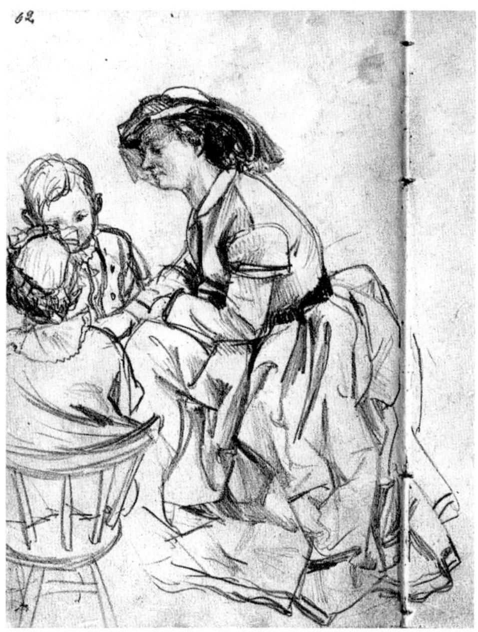

Skizzenbuch 1864/65, S. 62/63

Menzel war nie verheiratet. Gerade 16 Jahre alt, als sein Vater 1832 starb, fiel ihm die Pflicht zu, die Familie zu ernähren. Das waren die Mutter und die beiden erst acht und fünf Jahre alten Geschwister Emilie und Richard. Für ihn bedeutete das harte Arbeit, die prägend für seine künstlerische Entwicklung wurde. Er führte die lithographische Werkstatt des Vaters weiter, in der er bereits als Knabe mitgeholfen hatte, noch bevor die Familie 1830 fast mittellos aus Breslau nach Berlin übergesiedelt war. Was der Vater für den begabten Sohn immer erhofft hatte, nämlich eine akademische Laufbahn, mußte sich so zerschlagen. Seinen künstlerischen Weg suchte sich Menzel selbst. Das hieß zunächst: Arbeit bei Tag und Nacht. »Gesegnet seien die Wetter des Lebens! ich wünsche sie aber Keinem«[1], sagt er über diese Zeit fünfzig Jahre später.

In der Liebe zu Mutter und Geschwistern fand er Geborgenheit und Halt für die große Verantwortung und lebte in häuslicher Gemeinschaft mit der Schwester und deren zukünftiger Familie bis zu seinem Tode. Erst 1859 heiratete Emilie den Komponisten und späteren königlichen Musikdirektor Hermann

Krigar, dessen kluger humorvoller Natur auch Menzel zugetan war. So kam es, daß der Künstler von Herzen Anteil nahm, als 1860 die Nichte Margarethe und 1861 der Neffe Otto zur Welt kamen. Ihnen war, wie das Widmungsblatt sagt, das Kinderalbum zugedacht.

Menzels Freude über die Ankunft der neuen Erdenbürger lassen die Nachrichten erkennen, die er seinem Freund Wilhelm Puhlmann nach Potsdam sandte, der dort als Militärarzt und Vorsitzender des Kunstvereins fungierte. Noch am Tag der Geburt der Nichte heißt es: »Alter! mit dem Allerwelts-Titular-Onkel hats seit heute Mittag 3/4 auf 2 ein Ende. Ich bin nun wirklicher, und d. h. einer recht stimmbegabten und also wahrscheinlich -berechtigten Nichte…« und im Jahr darauf, einen Monat nach der Geburt des Neffen: »Unter diejenigen Dinge im Leben, die man nicht wieder los wird aus dem Gedächtnis, man stelle sich wie man wolle, gehört ohne Frage meine vorjährige Onkel-Toast-Rede am Tauffeste meiner allerliebsten kleinen jokösen Nichte Grete. Dieses Hochwürdigen Onkelamts zu warten bin ich jetzt am 2ten Christtag nochmals in dem Fall. Würdest Du nun, Hermann und mir – Emilie soll nämlich überrascht werden, wir haben ihr Dich ausgeredet – und dann ihr die große Freude machen wollen, ein Zeuge zu sein wie mein dickbackiger hochbrüstiger Neffe in die gesamte Christenheit eingeführt wird, so würde uns allen ein inniger Wunsch erfüllt werden. Also deshalb: 2 Feiertag Nachmittag 6 Uhr. Du findest wieder Sydow; auch jetzt die Skizze – und bedenke meine Onkelrede! wie wird die 2te sein, wenn die Erste schon so war …«[2]

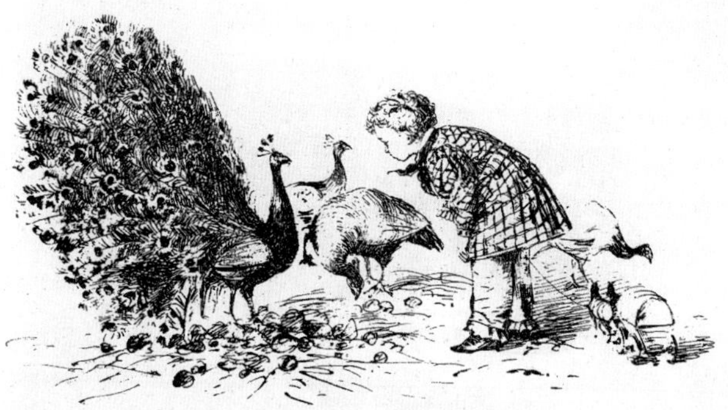

Illustration aus dem Buch »Der kleine Gesellschafter«, 1836

Dieses Zeugnis unverhohlener Freude vermittelt eine Vorstellung von dem künstlerischen Impuls, der aus diesen Ereignissen für das Kinderalbum entspringen konnte. Menzel nahm am Wachsen und Gedeihen der Kinder lebhaften Anteil. Das geht aus weiteren Briefen hervor sowie aus vielen Zeichnungen, in denen die beiden in all ihren frühkindlichen Phasen und Situationen beobachtet werden.

Als allerersten Beginn einer Beschäftigung mit Bildern für Kinder lassen sich die Lithographien ansehen, die der Neunzehnjährige für das Buch von Emilie

Feige[3] entworfen hatte. Zu den 30 Gedichten, die das Verhalten des Kindes dem Tier gegenüber in moralisierender Weise schildern, schuf Menzel Illustrationen in lebendiger Mischung aus genauer Beobachtung und Erfindung mit eigener, origineller Interpretation. Auch ein Skizzenbuch von 1836 weist dieses Bemühen um Treffsicherheit im Erfassen von Tier und Pflanze auf – in Naturstudien ebenso wie im Kopieren nach Abbildungen, etwa aus dem ›Pfennig-Magazin‹.[4] Zwei Skizzenblätter stehen offensichtlich im Zusammenhang mit dem Gedicht ›Pfau und Kind‹: Die Naturstudie mit elf Pfauen und Notizen zu Alter und Geschlecht der Tiere, die andere bezeichnet er ›Von der Pfaueninsel. Erinnerung‹. »Erinnerung« notiert er immer dann, wenn ein zuvor gesehenes Motiv aus dem Gedächtnis rekonstruiert wird. Beide Zeichnungen sind erste Zeugnisse seiner Tierstudien.

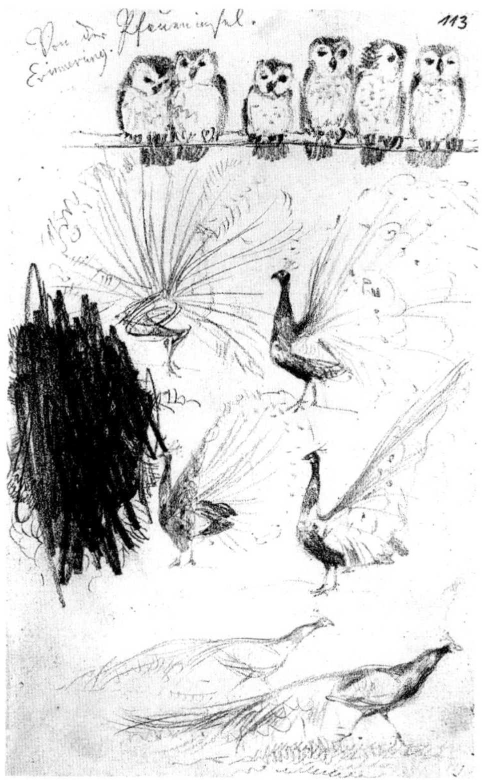

Skizzenbuch 1836, S. 113

Mit dem Kinderalbum wollte Menzel die Welt der kleinen unscheinbaren Dinge, Tiere und Pflanzen den Sinnen der Stadtkinder nahebringen. Menzels Vorliebe für Tiermotive mag seiner Liebe zur Kreatur entsprungen sein. Sie zeigte sich bereits in der ersten Zeichnung des Dreizehnjährigen, eine Tigermutter aus Peter Paul Rubens' Gemälde ›Die vier Weltströme‹,[5] die ihm höchste Anerkennung der Lehrer seiner Schule in Breslau eintrug.

Vermutlich hatte Menzel von Anfang an den Plan, der Nichte und dem Neffen zu jedem Geburtstag ein Blatt zu malen. Dieses sollte als eine Art Wertpapier für sie aufbewahrt und ihnen erst bei ihrer Großjährigkeit in die Hände gegeben werden. Der Künstler vermied auf diese Weise, sich sogleich von den Arbeiten trennen zu müssen und konnte sie im Laufe der Jahre zu einem zwar abwechslungsreichen, aber in sich homogenen Gesamtwerk gestalten. Jedes einzelne Motiv sollte mit eigener Stimme sprechen – wozu nicht zuletzt die unterschiedlichen Formate beizutragen hatten –, um letztlich vielstimmig zusammenzuklingen.

Sehr wahrscheinlich sind die Blätter in unregelmäßigen Abständen gemalt worden, in den Jahren zwischen 1861 und 1883, die zu Menzels produktivster

Zeit gehören. Der reich facettierte Bogen seiner Werke spannt sich vom ›Krönungsbild‹ bis zum ›Eisenwalzwerk‹ und der ›Piazza d'Erbe zu Verona‹. Nur drei der frühesten Bilder des Albums sind 1863 datiert, es folgen je eins 1864 und 1868, dann unterläßt Menzel eine Datierung. Erst als 1883 der Plan gereift ist, die Arbeiten wegzugeben, überarbeitet er einen Teil der Blätter und fügt noch vier als Gegenstücke hinzu: ›Eule im Dickicht‹ und ›Baumstumpf mit Rotkehlchen und Wiedehopf‹ sowie ›Versüßte Knechtschaft‹ und ›Süße Freiheit‹. Eine zweifelsfreie Chronologie ist nicht zu rekonstruieren. Deshalb wird der Versuch dazu hier auch nicht unternommen. Reizvoller schien es, dem spannungsreichen Wandel und dem inneren Dialog der Blätter nachzuspüren. Menzel hat sich offensichtlich häufig von eigenen, zuweilen schon länger zurückliegenden Studien seiner Skizzenbücher zu Kompositionen inspirieren lassen. Es wäre daher nur eine Datierung postquam möglich. Die meisten Vorstudien finden sich in den Büchern der sechziger Jahre. Neue Schübe folgen wieder Anfang und Mitte der siebziger und nochmals zu Beginn der achtziger Jahre. Es kommt vor, daß verschiedene Motive auf einem Skizzenblatt jeweils für ein anderes Bild Verwendung fanden. Zebra, Schnecke und Eichhörnchen sind so zunächst vereint. Doch auch freie, undatierte Zeichnungen haben als Anregung oder direkte Vorstudie gedient.

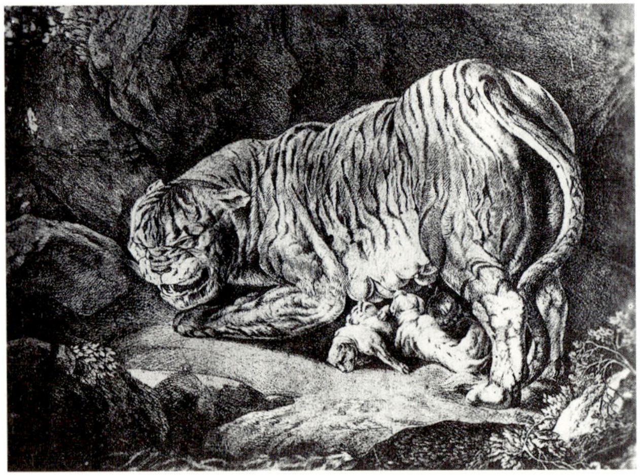

Tigermutter, nach Peter Paul Rubens, 1828

1883 notiert Menzel unter dem 21. Juli in seinem Einnahmenbuch: »als E.[milie] gehörig – Anzahlung von Paechter f. d. ›Kinder-Album‹ 9000 Taler«.[6] Der 60. Geburtstag der Schwester am 10. Juli und die Großjährigkeit der Kinder könnten einen Anlaß geboten haben, das Album abzuschließen. Ebenso bedeutete der Tod seines Schwagers Krigar im Jahr 1880 für Menzel einen tiefen Einschnitt.

Zudem ergab sich, daß die National-Galerie aus Anlaß von Menzels 50. Künstlerjubiläum im Frühjahr 1884 eine Ausstellung vorbereitete. Nachdem das Kinderalbum dort zum ersten Mal in der Öffentlichkeit gezeigt wurde, war es 1885 auf der Menzelausstellung in Paris im Pavillon de la Ville zu sehen. Max Jordan, der Direktor der National-Galerie, wollte das Album unbedingt für die Galerie erwerben. Da ihm jedoch der Preis zu hoch war, obwohl der Kunsthändler Hermann Pächter nur zehn Prozent aufrechnete, suchte er sich »den Schatz dadurch billiger zu machen«, daß zusätzlich »der Galerie sämtliche Frideriziana und Verwandtes zugeführt würden«. 1889 konnte Jordan das Album endlich in diesem Konvolut erwerben, »rund 1300 Originale für eine viertel Million, so daß das einzelne Blatt nicht mehr als 200 Mark kostete«. Natürlich überstieg diese Summe den Etat der Galerie. Das Ministerium ließ den Kauf prüfen und widersetzte sich einer Extra-Bewilligung. Kurzum lieh Jordan Geld, um sich diesen »Nibelungen-Hort« gegenüber Interessenten in Paris zu sichern, bis die Angelegenheit offiziell geregelt wurde.

Das Titelblatt gelangte erst 1912, lange nach dem Tod Menzels, in die Galerie.[7] Weshalb er die sehr persönliche Widmung zurückbehielt, als er das Album der Öffentlichkeit übergab, läßt sich nur mutmaßen. Vielleicht wollte er es nicht als bloße Unterhaltung für Kinder in seiner Bedeutung verkannt sehen. Im Vergleich etwa zu den 1871 erschienenen ›Sechs Geschichten für Neffen und Nichten‹ des Junggesellen Wilhelm Busch mußte seine Arbeit von anderer Natur sein.

Der Ankauf des Albums geschah, als Menzel fast 75 Jahre alt war und auf der Höhe seines Ruhmes stand. Ein harter arbeitsreicher Weg lag hinter ihm. Doch je höher Aufgaben und Mühen sich türmten, desto stärker schienen Wille und Arbeitslust im Laufe seines Lebens zu wachsen. Er hatte bereits als Dreizehnjähriger in der väterlichen Lithographen-Werkstatt die Arbeit selbständig fortgeführt, während der Vater auf Reisen die gefertigten Druckgraphiken zu verkaufen suchte. Später ebneten dem jungen Mann weitsichtige Bürger, wie der selbst als Maler dilettierende Fabrikant Carl Heinrich Arnold, der Verleger Louis Sachse oder der Dichter und Historiker Franz Kugler, Menzels künstlerische Laufbahn. Seine ungewöhnliche Schöpferkraft spürend, stützten sie ihn mit Aufträgen und bewirkten seine baldige Aufnahme in die Künstler- und Gelehrtenkreise der Berliner Gesellschaft. 1834 wurde er in den Verein der Jüngeren Berliner Künstler aufgenommen, Anlaß war der Erfolg seiner Lithographien zu Goethes Gedicht ›Künstlers Erdenwallen‹, ein Auftrag Louis Sachses. Bekannt wurde sein Name, als 1840 das von ihm mit 400 Holzschnitten illustrierte Buch Franz Kuglers ›Die Geschichte Friedrichs des Großen‹ erschien. Seine auf

Betreiben Carl Heinrich Arnolds begonnenen Malversuche setzte Menzel seit 1844 energisch fort und schuf in kürzester Zeit ungewöhnliche Blicke auf Landschaften und Innenräume: die nach seinem Tod als »vorimpressionistisch« berühmt gewordenen Gemälde wie ›Bauplatz mit Weiden‹, ›Das Balkonzimmer‹ oder die ›Berlin-Potsdamer Eisenbahn‹. Erfolgversprechender erschien ihm jedoch die Historiendarstellung, der er sich mit seinem Gemäldezyklus zur Epoche Friedrichs des Großen zehn Jahre lang widmete. Doch die gewandelte Zeit ging darüber hinweg. Die restaurative Regierung Friedrich Wilhelms IV. bedurfte der Menzelschen liberalen »materialistischen« Interpretationen seiner Friedrich-Bilder nicht.

Aus der Krise, in die Menzel daraufhin Ende der fünfziger Jahre geraten war – er fühlte sich erfolglos, war ohne Mittel und krank –, riß ihn 1861 der königliche Auftrag, die Krönung Wilhelms I. zu malen. Die Problematik einer solchen Aufgabe hat er durchaus empfunden, sie jedoch abzulehnen, vermochte er nicht. Seine durch diese Arbeit gefestigte gesellschaftliche Position ermöglichte ihm in den kommenden Jahren dann endlich die ersehnte künstlerische Freiheit. Der Wunsch, Historienbilder zu malen, trat gänzlich zurück, da er das Unzeitgemäße repräsentativer Geschichtsmalerei in einer von Industrie und

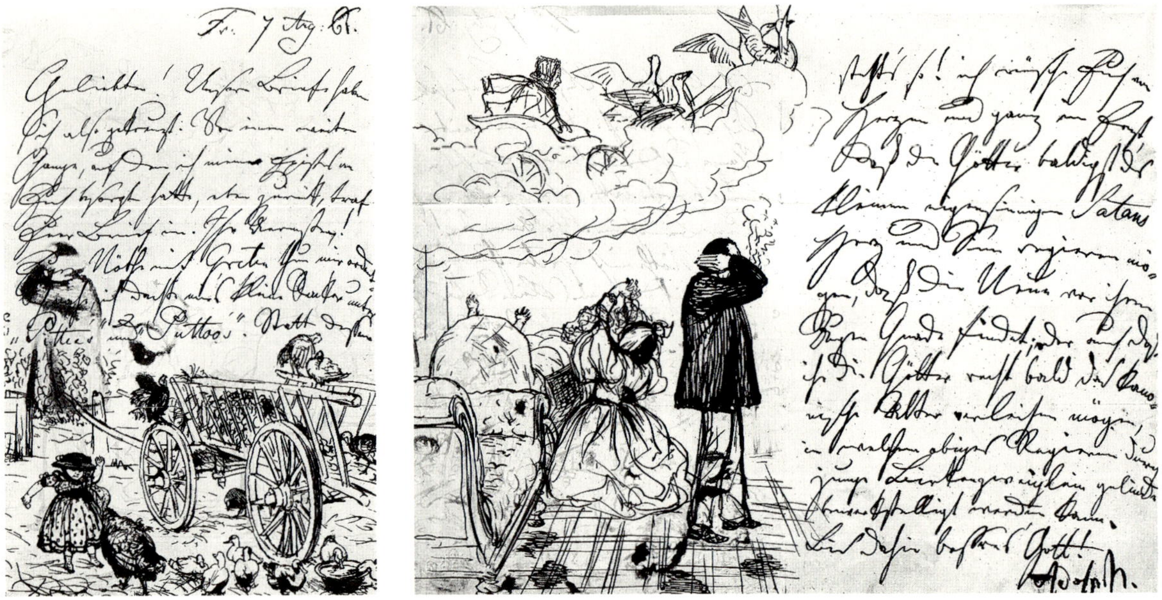

Brief an die Familie Krigar aus Freienwalde, 7. 8. 1861. Staatsgalerie Stuttgart

gesellschaftlicher Veränderung geprägten Zeit erkannte. Unabhängig von Auftragszwängen wandte er sich Bildinhalten des alltäglichen Lebens zu. Dabei knüpfte er letztlich wieder bei den Motiven seiner unmittelbaren Umgebung an, wie sie in seinen jungen Jahren für ihn wichtig waren. Dieser Themenkreis erweiterte sich nach der ersten Pariser Reise 1855 mit dem Gemälde ›Théâtre du Gymnase‹. Wenig später kam das Stadtbild hinzu. Auch Berlin war inzwischen zur Großstadt geworden, die er mit anderen Blicken sehen mußte.

Zum Leben des Berliners gehörte wie selbstverständlich die Landpartie. Ausflüge mit der Familie der Schwester in die nähere Umgebung waren auch für Menzel ein sommerliches Vergnügen. Paul Meyerheim erinnert sich: »Alljährlich zog die ganze Familie in den sechziger Jahren nach Albrechtshof in die Sommerwohnung, wo sich auch andere Künstler einquartiert hatten. Der Albrechtshof beherrschte das ganze Gebiet der heutigen Rauchstraße bis zum Kanal und zur Stülerstraße. Dort war ein wirklich ländliches Idyll. Kornfelder wogten unter Alleen von Kirschbäumen. In dem vorderen Gartenteil waren bunte Beete mit altem hohen Buchsbaum und vielen Obstbäumen. ... Noch heute sehe ich in der Erinnerung den liebevollen Onkel auf den Gartenwegen einen Kinderwagen herumziehen, in dem die Kleinen seiner Schwester saßen. Hier entstand nach und nach das unvergleichliche, sogenannte Kinderalbum. Denn der Wirt dieses Eldorados, zu dem man pilgerte, um dicke Milch zu essen, hielt natürlich auch allerlei Getier, und da der zoologische Garten dicht dabei war, so schuf der Meister jene Sammlung von Blättern zahmer und wilder Tiere, Blumen und Insekten, die die Freude aller Besucher der Nationalgalerie bildet.«[8]

Vereinzelte Zeichnungen solcher Gartenszenen vermögen aufs genaueste den Meyerheimschen Bericht zu illustrieren. Selbst aus der Ferne nimmt Menzel besorgt Anteil am Familienleben der Krigars. In komischen Szenen schmückt er seine Gedanken über ein entstandenes Chaos aus, nachdem die Kinderfrau offenbar wegen der eigensinnigen Nichte den Dienst quittiert hatte. Wenn er jene neben dem Leiterwagen zeichnet, zwischen Hühnern und Gänsen, klingt das Thema des Kinderalbums an.[9]

Unweit von Albrechtshof lag die Gartenwirtschaft Moritzhof, ein beliebtes Berliner Gartenlokal. Drei von den vier mehrfigurigen Kompositionen des Albums, ›Trockenplatz‹, ›Damwild im Gehege‹ und ›Gartenwirtschaft Moritzhof‹ entstanden nach Eindrücken aus dieser Gegend am Rande des Tiergartens. Wie auch das vierte Bild, ›Chinesinnen mit Fasanen‹, erzählen sie eine kleine

Geschichte von Mensch und Tier. Die Geschichte jenes Bildes geht auf eine Beobachtung während der Weltausstellung in Paris 1867 zurück. Wie aus einem Pariser Brief hervorgeht, waren die ersten Blätter des Kinderalbums für Menzel von besonderer Bedeutung: »Hätte ich gewußt, was ich jetzt weiß, ich würde manches nicht scheuen, es hier zu erblicken. Selbst was aus dem ›Albogen‹? Allerwärts reden sie mir doch zu, den nächsten Salon zu beschicken.« Anschließend gleiten seine Gedanken liebevoll ins Familiäre über: »Ich denke viel an Euch, geht Ihr noch nicht nach Friedrichsaue? Ich möchte manchmal die kleine Bande 'ne Stunde da haben. Grrrete läßt gewiß ihre Tochter tagelang auf meinem Spind liegen, und Tips voltigiert auf meinem Sopha, daß keine Motten hineinkommen. Srrreiben mir beide nicht bald wieder einmal?«[10]

Das fesselnde bunte Treiben in der großen Stadt nahm nach der folgenden und letzten Pariser Reise 1868 Gestalt an in dem Gemälde ›Der Pariser Wochentag‹. Es ist Menzels erstes Großstadtbild. Schon hier scheint der Künstler zu spüren, wie wenig das vielfältige Leben in einer homogenen Komposition zu erfassen ist. So setzt sich das Ganze aus vielen Beobachtungen wie in einem Puzzle zu scheinbarer Realität zusammen. Das Bruchstückhafte, der immer wieder aus anderer Perspektive betrachtete Ausschnitt ist es, was er mehr und mehr wahrzunehmen beginnt. Während das Abbruchhaus im ›Pariser Wochentag‹ nur ein Detail ist, wird es im Kinderalbum als alleiniges Bildthema signalhaft zur Innovation.

Die Wirklichkeit der stetig unüberschaubarer werdenden Industriegesellschaft vermochte Menzel im ›Eisenwalzwerk‹ von 1875 nochmals in einer großen Komposition zu steigern. Das Kinderalbum ist ein Spiegel jener Tendenz späterer Arbeiten, das kaleidoskopartige der Erscheinungen zu reflektieren. Anfänglich sind die Gouachen noch vollständige Kompositionen, wenn sie auch durch überraschende verfremdende Blicke auf Einzelheiten gestört scheinen. Die Bildausschnitte werden dann enger; extremer können auch die Blickwinkel sein. Vielleicht fühlte er sich in seiner Neigung, scheinbar Belangloses im kleinen Ausschnitt nahe zu rücken, durch japanische Graphik bestätigt. Menzel hatte sie in den späten siebziger Jahren bei seinem Händler Hermann Pächter, einem bedeutenden Sammler von Ostasiatica, kennengelernt und mit Begeisterung studiert.[11]

Die lebendige Natur ist ihm jedoch einziger Maßstab geblieben. 1868 sucht er nach anstrengendem und turbulentem Aufenthalt in Paris die Geruhsamkeit

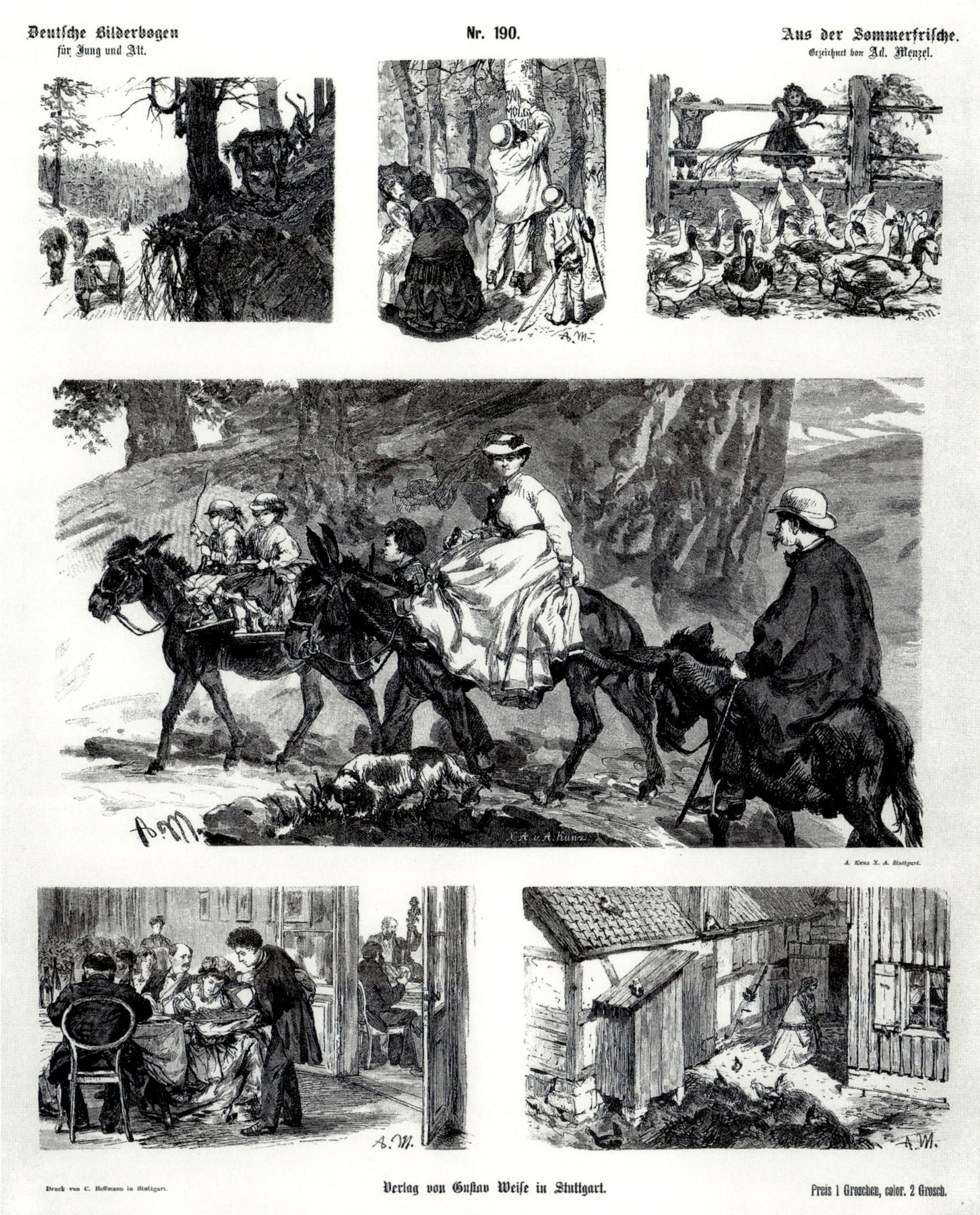

Aus der Sommerfrische.
Bilderbogen, 1868

der »kleinen Welt« auf dem Land. Direkten Wegs reiste er nach Harzburg, um noch 14 Tage mit der bereits dort weilenden Krigar-Familie zu verbringen. ›Aus der Sommerfrische‹ nennt er das Resultat seiner Eindrücke in einem Bilderbogen mit sechs Motiven bürgerlichen Ferienvergnügens im Harz. Er erschien 1868 im Verlag von Gustav Naue in Stuttgart. Die mittlere und größte Darstellung zeigt die Krigars beim Eselritt auf den Brocken. Menzel war natürlich mit von der Partie und hat die Reitenden mit den Eseltreibern mehrfach gezeichnet. Selbst sein Wachtelhund Selurri ist im Mittelbild zu sehen. War er mitgereist oder spätere Berliner Zutat?

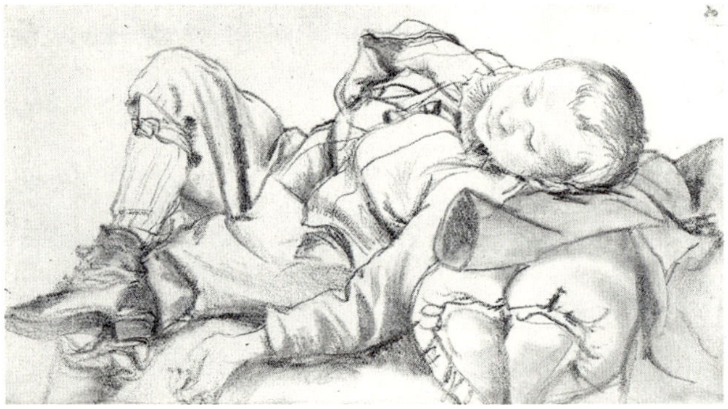

Im Skizzenbuch der Studien aus Paris folgen, nach einer kurzen Station im zoologischen Garten in Köln, die der Harzreise, ein Strauß bunter Impressionen: skurrile Baumstämme, Felsen, Frauen, Kinder, Bauern, Arbeiter im Steinbruch, ein Picknick im Freien, der Hof eines Bauernhauses, Wagen, Schuppen. Außer den erwähnten Eselreitern zeichnet er den sichtlich erschöpft im Coupé eingeschlafenen kleinen Otto. Kühe, Gänse werden auch außerhalb des Skizzenbuches auf besonderen Blättern festgehalten. Hinter dem Skizzieren steht immer der Gedanke einer Verwendung »für eventuell«, wie Menzel es nannte.

Skizzenbuch 1868, S. 2

Die nachhaltigsten Inspirationen seiner Tierdarstellungen fand Menzel in den zoologischen Gärten. Einen Elefanten, der im Album dann aber sowenig erscheint wie etwa Pferde, zeichnete er in Paris mehrfach und verwendet dieses Exemplar namens Nestor 1869 im Gouachebild ›Im Jardin des Plantes‹. In den Zyklus des Albums hätte es gut hineingepaßt und eine Variante des Themas Mensch und Tier abgeben können. Doch Menzel verkaufte das Blatt noch im Entstehungsjahr. Während in mehreren deutschen Städten zoologische Gärten erst in den sechziger Jahren gegründet wurden, erlebte der Berliner Zoo 1869 bereits eine Erweiterung und entwickelte sich zur besonderen Attraktion für Berliner und Touristen. Auch auf Menzel übte er seine Faszination aus. In einer für ihn als Autodidakten charakteristischen Weise ergänzte er Anschauung wie gewohnt durch Studien wissenschaftlicher und anderer Publikationen. Dazu

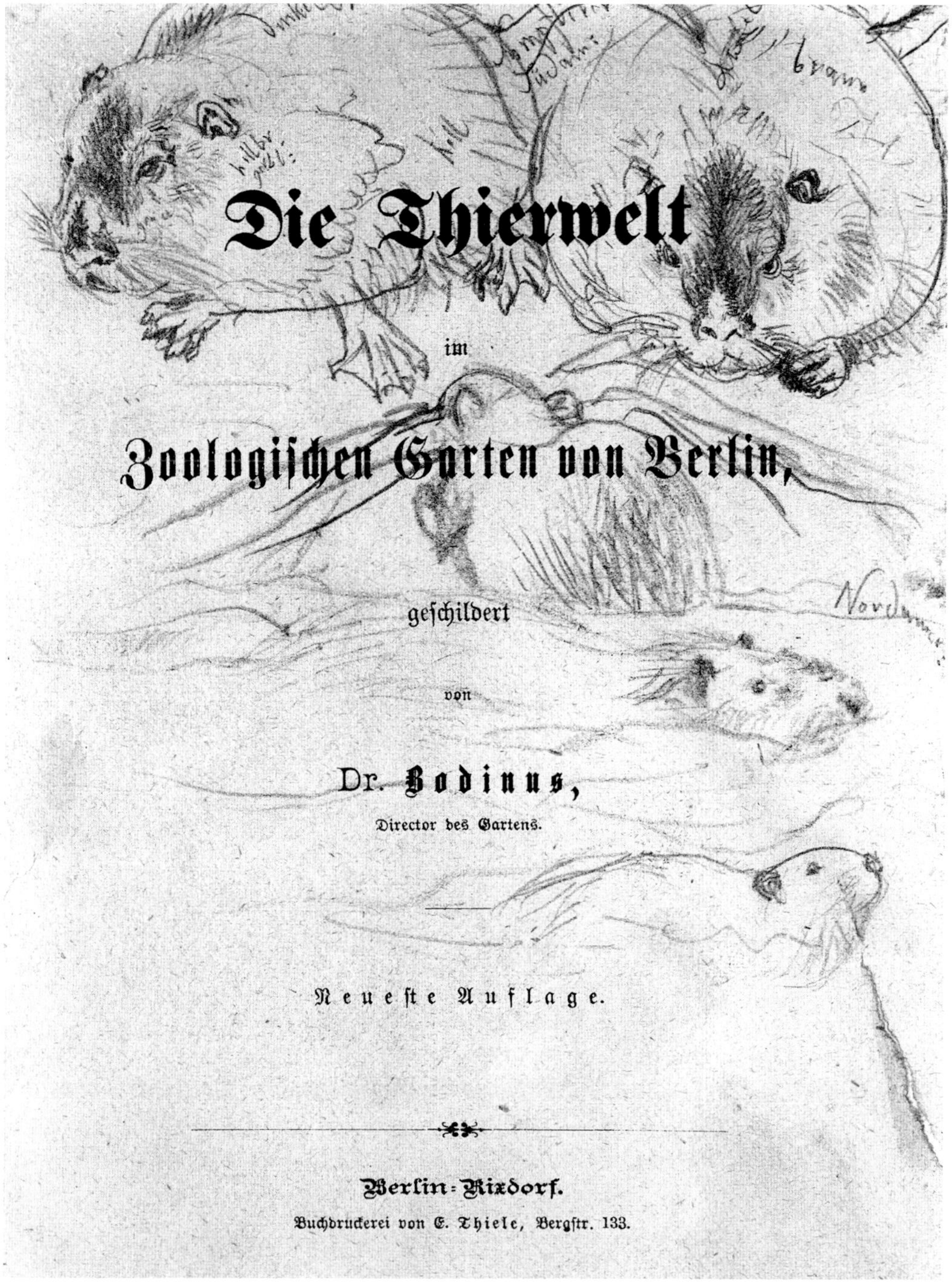
Die Thierwelt
im
Zoologischen Garten von Berlin,
geschildert
von
Dr. Bodinus,
Director des Gartens.
Neueste Auflage.
Berlin-Rixdorf.
Buchdruckerei von E. Thiele, Bergstr. 133.

N 2990

gehörte auch ein umfangreicher Führer durch den zoologischen Garten, dessen Seiten zugleich zum Skizzieren herhalten mußten. Die Löwenstudie auf Seite 68 des Werkes ›Die Thierwelt im Zoologischen Garten von Berlin, geschildert von Dr. Bodinus‹, gehört zu den Vorstudien für den Löwen im Album.

Im Kinderalbum, von dessen anfänglich ganz familiärem Charakter man ausgehen muß, artikuliert sich Menzels subjektive Sicht elementar, wenn sie im Unscheinbaren das Paradoxe neben dem Schönen aufdeckt. Das ungewöhnliche Selbstbildnis im Skizzenbuch von 1876, das sein Gesicht zur Hälfte, streng frontal, mit nur einem Auge wiedergibt, könnte man programmatisch deuten: Dem Partiellen wird die wahrhaftigste Aussage über die als ein Ganzes nicht mehr erfahrbare und faßliche Wirklichkeit zugestanden. Menzels Zeitgenosse Edgar Degas hat den Ausschnitt ähnlich zum Kompositionselement erhoben, wenn es ungewöhnliche Augenblicks-Eindrücke von Bewegung oder Fluktuation als die Zeichen gegenwärtigen Lebens darzustellen galt.

In den sechziger Jahren beginnend, verstärkt sich in den folgenden Jahrzehnten in Menzels malerischem und noch mehr im zeichnerischen Werk die Sicht auf das Bizarre und Seltsame ihn umgebender Dinge. Wie sein Auge sie streift, sie nicht nur sieht, sondern empfindet, läßt sich aus einigen Zeilen an die Familie entnehmen. Es sind Impressionen vom Spazieren in der anspruchslosen Landschaft des Oderbruchs. »...Gang nach Fährkrug, am Fuß der jenseitigen Berge gemacht, die ganze Breite des Oderthals hinüber durch eine herrliche alte schattige Weidenallee hindurch, rechts und links den Blick in endlose sonnige Felder, Wiesen, Gebüsche. Entgegen kommen einem in langen Zügen die hoch und noch mehr breit bepackten Heuwagen, wie die Mastschweine daherwackelnd; wären nur nicht meist solche alte schwache abgetriebenen Thiere davor, in dieser üppigen Natur ein Gräuel anzusehen...«[12]

Eines der schönsten Blätter des Albums ist das einer liegenden Kuh im dämmerigen Stall. Schläfrig liegt das buntscheckige Tier, in starker Verkürzung dargestellt, vor einer dunklen Wand. Durch deren Mauerluke scheint der helle Tag und läßt seine Reflexe auf dem Fell spielen, während sich eine Schwalbe aus dem Dunkel des Stalls ins Freie schwingt. Tiere aller Art waren beliebte Motive seit der holländischen Malerei des 17. Jahrhunderts. Doch der Blick Menzels ist ein neuartiger. Natürlich kannte er die barocke Tiermalerei gut, dieses Spezialistentum im Dienste feudaler Repräsentationslust, das in vielen Galerien zu bewundern war – die kunstvollen, aufwendig ausgestatteten Tierstücke eines

Frans Snyders, David de Coninck oder auch des Franzosen Jean Baptiste Oudry. Im Gegensatz zu den glänzend gemalten, doch oft eintönig wirkenden Ensembles reflektieren Menzels Tierbilder Empfindungen, werden Mittler seines Einfühlens in besondere oder charakteristische Situationen des Tieres.

Neben der heimischen Tierwelt fasziniert Menzel die Vielzahl exotischer Tiere in den zoologischen Gärten, in Menagerien, Schaubuden der Jahrmärkte und im Zirkus. Eine Neigung, die er mit dem jüngeren, vielseitigen Kollegen Paul Meyerheim teilt, dessen damals geschätzten Gemälde häufig von derartigen Motiven lebten.

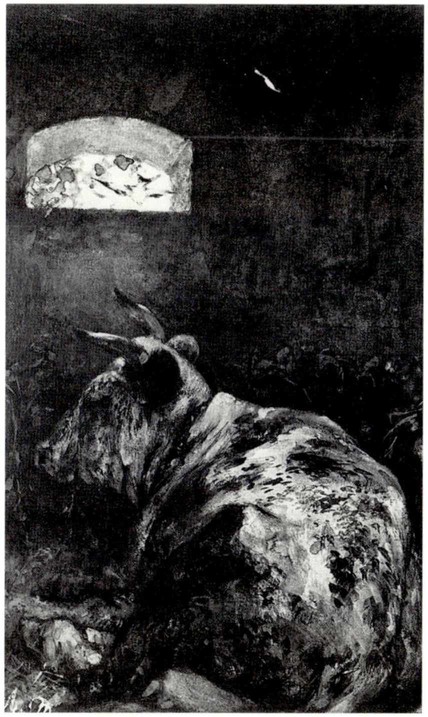

Die liegende Kuh im Stall (Kriegsverlust)

Natürlich kannte Menzel die Arbeiten des Freundes, und es gab Zeiten, in denen sie gemeinsam das gleiche Thema beschäftigte. Als Menzel an seinem ›Eisenwalzwerk‹ arbeitet, entsteht Meyerheims Gemälde-Zyklus ›Geschichte einer Lokomotive‹, darunter ebenfalls Darstellungen industrieller Produktion. Beide malen aber auch Zulutänzer in einer Schaubude. Meyerheim, der in Menzel immer seinen Lehrmeister bewunderte, sah dessen Arbeitsmethode quasi musikalisch, indem er meinte, Menzel sei ein »großer Kontrapunktist, wenn es in der Malerei eine Lehre von Generalbaß und Kontrapunkt gibt«.[13] Und es scheint so, als komme gerade diese Vorstellung im gesamten Kinderalbum in besonderer Weise zum Tragen, denn es fesselt den Betrachter durch wechselnde Schwerpunkte, die sowohl in der Komposition als auch im Format und der Perspektive liegen können.

Nach anfänglich aufwendigeren Blättern, 1863, 1864 und 1868 datiert, die – mit der Ausnahme des ›Trockenplatzes‹, des vielleicht allerersten Bildes – der Begegnung von Mensch und Tier gewidmet sind, folgen anders definierte Gruppen. Ein Zwischenglied könnte das ›Kalb‹ darstellen, das allein in der Umgebung eines Bauernhofs Individualität verkörpert. In anderen Bildern einzelner Tiere wird die Außenwelt und dadurch das Charakteristische ihrer augenblicklichen Situation betont, etwa bei der Ratte, den Schwänen, bei Ziehhund und Katze oder den Bären. Wieder andere spiegeln, soweit das für ein Tier zutreffen kann, als Porträts psychische Eigenheiten: Löwe, Eule, Storch, Emu oder Stier. Das schöne Federvieh füllt eine Anzahl schmaler querformatiger Bilder. Die Papageien erscheinen im Hochformat. Hier wird das Spiel mit der Gestalt der Blätter erkennbar. Die beiden Kompositionen der auffällig angeschnittenen Vogelkäfige stehen sich als Pendants gegenüber. Den in der Volière gefangenen Vögeln begegnet das Kind von außen, während bei den frei scheinenden Vögeln das Mädchen hinter ihrem Käfiggitter wie gefangen wirken muß. Das Spiel mit dem Augenblick, das sich im Fragmentarischen der beiden Kindergestalten ausdrückt, wird fortgeführt mit dem angeschnittenen Arm einer Dame in ›Versüßte Knechtschaft‹. Auf einen inneren Sinnzusammenhang zielen die Darstellungen der drei Häuser. Hier korrespondieren das tote ›Abbruchhaus‹ mit der unruhigen ›Hausecke bei Nacht‹ und dem ländlichen Abendfrieden im ›Bauernhaus mit Storchennest‹. Eine verwandte Gruppe bilden all jene Blätter, die die Pflanzenwelt mit ihren kleinen Bewohnern, den Waldvögeln, dem Eichhörnchen, mit Eidechse, Schmetterling, Raupe und Schnecke zum Gegenstand haben. In ihnen spiegelt sich die Tendenz seines späten Stils zu Feinteiligkeit und Versponnenheit in originellen Bildauffassungen.

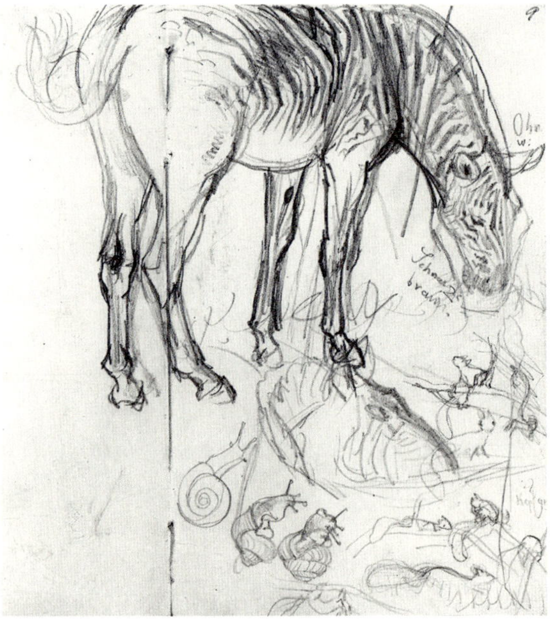

Skizzenbuch 1863/64, S. 8/9

In seiner späteren Schaffenszeit entscheidet sich Menzel für die Malerei mit Deckfarben, wobei er eine spezielle Mischtechnik entwickelt. Die Gouachefarben werden nicht durchgängig in deckendem Auftrag, sondern auch lavierend benutzt. Diese Technik steigert er zu brillanter Meisterschaft. Es werden Wirkungen eines Freilichtrealismus erreicht, die an die malerischen Glanzpunkte seiner frühen Jahre erinnern, wenn auch in gewandelter Form. Alle diese Schöpfungen sind im Atelier entstanden. Neben dem Arbeitstisch lagen Zeichnungen und Skizzenbücher, auf denen Farbspuren noch heute daran erinnern.

In der Folge der Albumblätter deutet sich schon die veränderte Kunstauffassung Menzels an, die von ihm nach Vollendung seines letzten großen, vielfigurigen Gemäldes, der ›Piazza d'Erbe in Verona‹ von 1884, endgültig vollzogen wird. Die gestaltenreiche Bildkomposition ist für ihn nicht mehr adäquates Mittel, die in so viele Splitter zerfallende Wirklichkeit zu erfassen. Menzels Werk reduziert sich auf kleine Formate und immer mehr nur auf die Zeichnung.

Die Folge, integraler Teil seines Spätwerkes, die zunächst bewundert wurde, als sie 1884 in Berlin und kurz darauf in Paris zu sehen war, fand durch Julius Meyer-Graefe eine kritische Beurteilung. Damit artikulierte er die Meinung vieler, die nach Menzels Tod das bis dahin kaum wahrgenommene Frühwerk über seine späten Arbeiten stellten.

Wir sehen heute eines von Menzels erstaunlichsten Spätwerken vor uns, in dem er sehr subtil auch nach neuen Ausdrucksformen suchte. Begreift man Menzels Werk nur aus der Zahl, dem »Vielerlei«, für das er selbst die Wurzel im »Muß« der Auftragsarbeit seiner Jugendjahre fand, so wird man dem Genius des Werkes nicht gerecht. Sein Motto hätte lauten können: »Es liegt dir kein Geheimnis in der Zahl – allein ein großes in den Brüchen«.[14] In einem Werk voller Brüche liegt seine Strahlkraft, so auch im Kinderalbum. Menzel hat es nicht als harmonische Folge attraktiver Einzelblätter betrachtet, vielmehr als ein Werk, dessen polyphoner Klang erst aus der Selbständigkeit eines jeden Bildes erwachsen konnte. Theodor Fontane, der frühzeitig Menzels Originalität erkannt hat und die Brüche als ein Gespaltensein wahrnahm, hat sich in seinem Lobgedicht zu Menzels 70. Geburtstag doch aufs »Vielerlei« als höchstem Lobpreis verlegt. In ihm erscheint auch das Kinderalbum nur als degoutante Aufzählung unter dem Motto ›Arche Noah‹. Dem scharfsinnigen Jubilar konnte ein derartiges Summa Summarum seines Künstlerlebens notwendig nur Verdruß bereiten.[15] Menzel hat am allerwenigsten nur eine Arche Noah darstellen wollen, selbst wenn sie ihm als witziges und selbstironisches Gedankenspiel des Rebus – als Mitteilung für die Familie – allgegenwärtig gewesen zu sein schien.

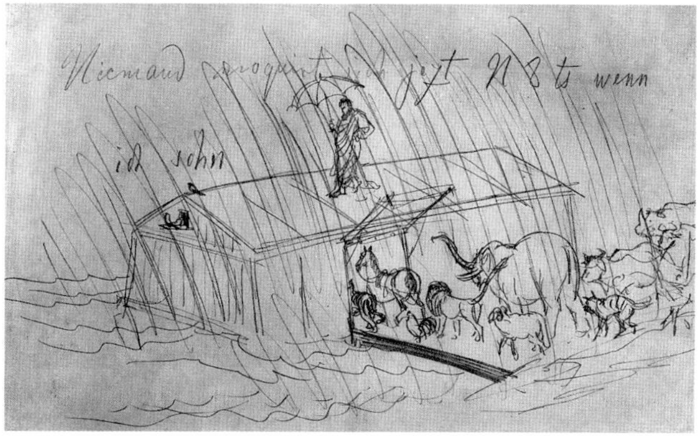

Rebus. Sammlung Georg Schäfer, Euerbach

Alle Blätter des Kinderalbums sind, mit Ausnahme des Titelblattes, in dem 1905 von Hugo von Tschudi herausgegebenen Werk ›Adolph von Menzel: Abbildungen seiner Gemälde und Studien‹ aufgeführt und abgebildet, allerdings

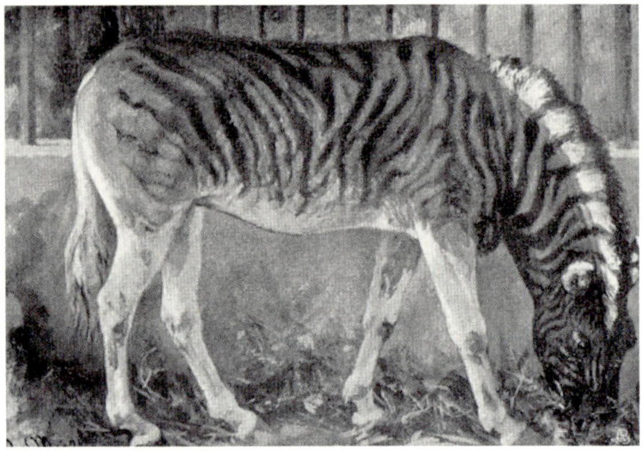

Das Zebra vor dem Gitter des Geheges (Kriegsverlust)

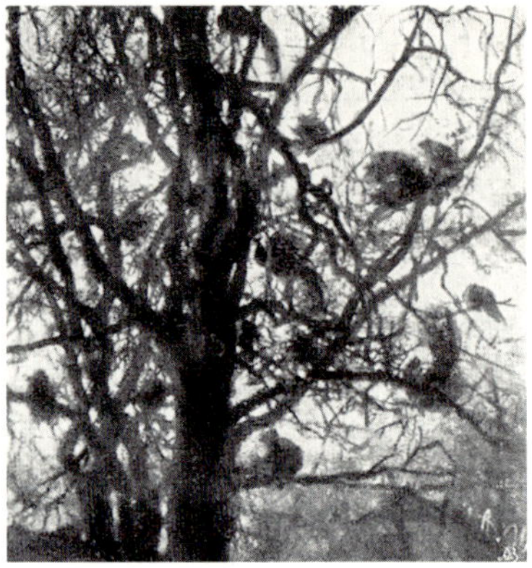

Pfauen auf Bäumen bei Nacht (Kriegsverlust)

nur schwarz-weiß und sehr klein. Eine rar gewordene Prachtausgabe mit einer Auswahl von 25 Blättern in originalgroßen Lichtdrucken ist 1910 bei E. A. Seemann in Leipzig erschienen, ohne begleitenden Text. Ebendort folgte 1912 eine Volksausgabe in kleinerem Format, von der Literarischen Vereinigung des Berliner Lehrervereins herausgegeben und mit einer Einführung und Beschreibung der Blätter. Zur fünfzigsten Wiederkehr von Menzels Todestag erschien bei Seemann eine erneute Ausgabe, die 26 Blätter farbig wiedergibt, von Johannes Jahn kommentiert und mit einer Einführung versehen. Die vorliegende Ausgabe vereinigt zum erstenmal sämtliche vorhandenen Gouachen.

Seit 1992 werden die Blätter des Albums im Berliner Kupferstichkabinett aufbewahrt. Seit kurzem sind es, durch glückliche Fügungen, wieder 41, so daß nur noch drei als Kriegsverluste fehlen. Es sind dies: ›Die liegende Kuh im Stall‹, ›Das Zebra vor dem Gitter des Geheges‹ und ›Pfauen auf Bäumen bei Nacht‹.

1 An Karl Bormann, Berlin, 6. Mai 1882. In: Hans Wolff (Hrsg.): Adolph von Menzel, Briefe, Berlin 1914, S. 226.
2 An Wilhelm Puhlmann, Berlin, 6. Mai 1860 und 21. Dez. 1861. Wolff Briefe, S. 177 und 197.
3 Emilie Feige (d. i. Sabine Eberhardt): Der kleine Gesellschafter für freundliche Knaben und Mädchen von 5 bis 10 Jahren, Berlin 1836.
4 »Pfennig-Magazin«: 1833 von J. J. Weber in Leipzig herausgegeben für die dortige Filiale des Pariser Verlegers Bossange père.
5 Vgl. Robert Becker: Adolph Menzel und seine schlesische Verwandtschaft. Straßburg 1922, S. 61 mit Abb.
6 Berlin, Zentralarchiv SMPK.
7 Max Jordan: Menzel und die Nationalgalerie. In: Moderne Kunst in Meisterholzschnitten XX., Berlin o. J. (1905), S. 97–99, zitiert nach Gisold Lammel (Hrsg.): Exzellenz lassen bitten, Leipzig 1992, S. 269. Das Widmungsblatt wurde von Regierungsrat Dr. von Burchard in Berlin gekauft.
8 Paul Meyerheim: Adolf von Menzel. Erinnerungen, Berlin 1906, zitiert wie Anm. 5, S. 172f.
9 An Emilie Krigar, Freienwalde, 7. August 1861. Wolff Briefe, S. 192f.
10 An Hermann Krigar, Paris 3. Juni 1867. Wolff Briefe, S. 206. Von der Domäne Friedrichsaue im Oderbruch stammte Menzels Schwägerin Elise Preuß, die Frau seines 1865 bereits gestorbenen Bruders Richard.
11 Vgl. Carl Schellenberg (Hrsg.): Alfred Lichtwark, Briefe an seine Familie 1875–1813, Hamburg 1982, S. 140.
12 An Hermann Krigar, Freienwalde, 5. August 1861. Wolff Briefe, S. 191.
13 Paul Meyerheim: Wie Anm. 8, S. 228.
14 »Und merck dir ein für allemal
Den wichtigsten von allen Sprüchen…«
J. W. Goethe: Paralipomenon 20 zum Faust (vor 1808).
15 Theodor Fontane: Auf der Treppe von Sanssouci. Gedicht zu Menzels 70. Geburtstag am 8. Dezember 1885. Menzel ließ Fontane zu dessen Verdruß lange auf einen Dank warten. Vgl. dazu Georg Friedlaender: Menzel-Erinnerungen. In: Vossische Zeitung (Berlin) Nr. 83 vom 18. Februar 1905 und Theodor Fontane an Georg Friedlaender. Berlin 6. Januar 1986. In: Th. Fontane: Briefe an G. Friedlaender, Frankfurt/M. 1994, S. 41ff.

Das Kinderalbum – Die Bilder

Titelblatt: Der Onkel den Kindern

Aquarell
18,1 x 30,7 cm
Bezeichnet unten rechts: A. M. 1863.
Kat. 1012a

In schwungvollen Buchstaben steht da: »Der Onkel den Kindern«. Die Schrift ist herausgewaschen aus einem vielfarbigen Teppich von zufälligen Pinselwischern, wie sie während des Malens an einem Gouachebild entstanden sind. Paul Meyerheim schreibt in Erinnerungen an den Freund, daß »sich seine Aquarelle oft aus dem Stück Velinpapier, das er bei der Arbeit zum Abstreichen der Pinsel verwendete«, entwickelten. »Auf diesem Chaos von Pinselstrichen wischte er etwas herum, dann entstand, nachdem er dies glatte Papier, das kein Mensch zum Malen gebraucht hätte, sauber auf ein Stückchen Karton geklebt, der Anfang der Aquarelle.«* Hier jedoch ist die ungestaltete Farbfläche nicht zu gegenständlicher Form getrieben worden, sondern Farbe und Pinsel – die Malmittel des Künstlers – sprechen für sich selbst.

* Paul Meyerheim: Adolf von Menzel. Erinnerungen, Berlin 1906, zitiert nach Gisold Lammel (Hrsg.): Exzellenz lassen bitten, Leipzig 1992, S. 170f.

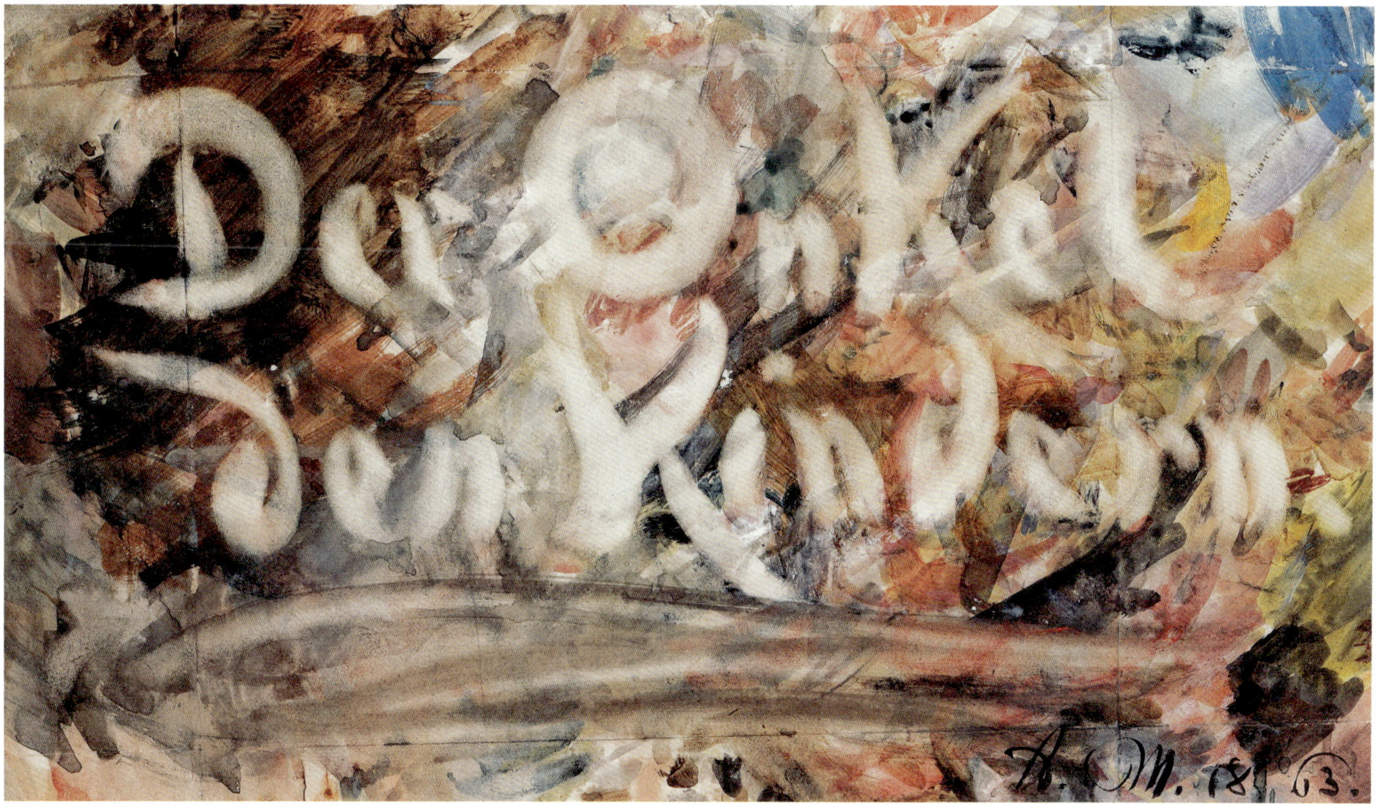
Der Onkel
den Kindern.
A. M. 18 63.

Vater und Sohn an der Tür

Gouache
22,3 x 10,9 cm
Bezeichnet unten links: A. M.
Kat. 1013

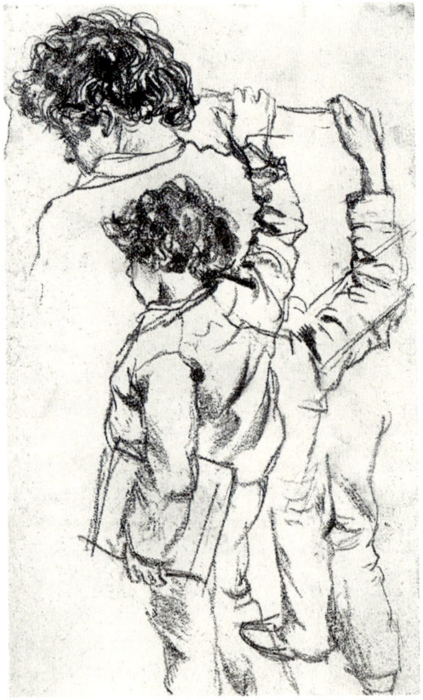

Menzelsammlung N 2924

Das hohe, schmale Format gibt dieser Komposition die nötige Spannung, um alle Bewegungen in der Schwebe zu halten, aus der sich der Augenblick des Türöffnens herstellt. Der weißbärtige Alte erscheint im engen Spalt der Tür, eine Hand am Griff, während der Junge mit dem Strubbelhaar, unter dem linken Arm die Schulmappe, mit der freien Hand die Klinke von außen erfaßt – mehr um sich festzuhalten, als zu öffnen. Unsicher steigend, stehen seine Füße nicht fest auf den Stufen vor der Tür.
Hier beginnt nun die Geschichte, von der der Betrachter nichts erfährt; sind es denn Vater und Sohn, wie es der überlieferte Titel sagt?
Die Modellstudie, die in den achtziger Jahren entstand, als Menzel etliche der Blätter überarbeitete, diente möglicherweise einer nochmaligen Überprüfung der komplizierten Körperhaltung des Jungen.

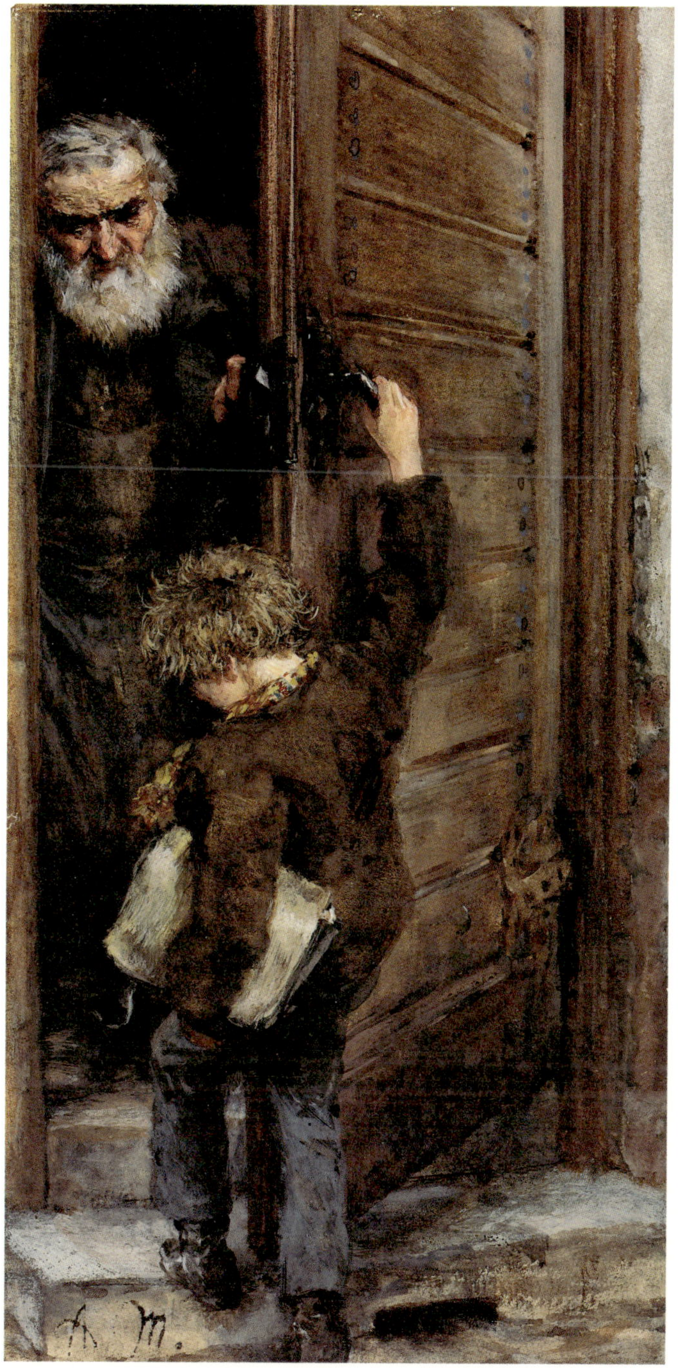

Der Trockenplatz

Gouache
13,4 x 28,1 cm
Bezeichnet unten rechts: A. M. 1863
Kat. 1055

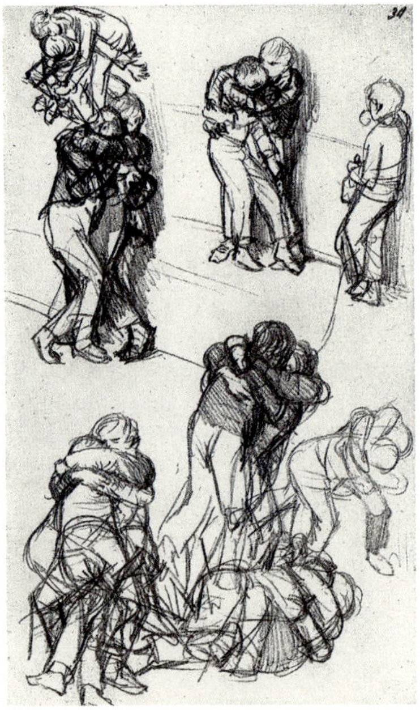

Skizzenbuch 1864, S. 31

Mit Vehemenz behauptet sich hier das lebendige Geschehen auf dem Trockenplatz gegenüber der alten Zeit. Nur leise klingt ein Menzelsches »Tempi passati!« an im zarten Hellrosa der Fassade des Landhauses aus dem 18. Jahrhundert mit einer Treppe zum Garten hin. Der Putto auf barockem Sockel erinnert an den einstigen Park, dessen Zierde er war. Jetzt ist der Rasen nicht nur Tummelplatz für Kinder und Hund – vor einer Reihe dunkler Bäume flattern sieghaft wie Fahnen große Wäschestücke im Wind. Frauen führen geschäftig ihr wirtschaftliches Regiment. Die Szene präsentiert sich wie auf einer Bühne und läßt kaum Zweifel an der Dominanz des Alltäglichen aufkommen. Menzel jedoch schafft im Abbild seiner Wirklichkeit immer wieder beunruhigende Konfrontationen. Ganz anders etwa Max Liebermann, der zwanzig Jahre später in seinem Gemälde »Die Bleiche« die Arbeit der Wäscherinnen als friedvolle Idylle vorführt. Aber dreimal zitiert er Menzels Komposition: ein rosa Haus an gleicher Stelle mit dem an der Wand lehnenden runden Gartensieb und einem großen Waschzuber an jenem Platz, den in Menzels Bild der Putto einnimmt.

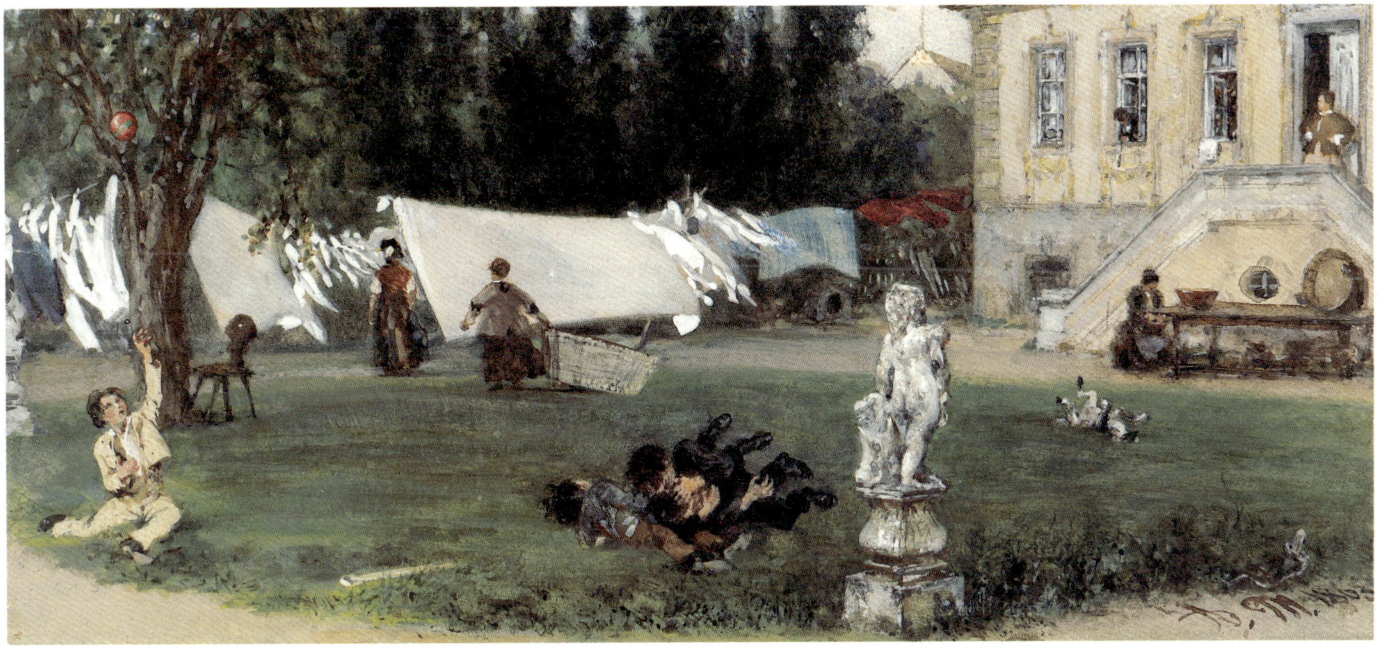

Zwei türkische Enten

Gouache
14,7 x 14,1 cm
Bezeichnet unten rechts: A. M.
Kat. 1044

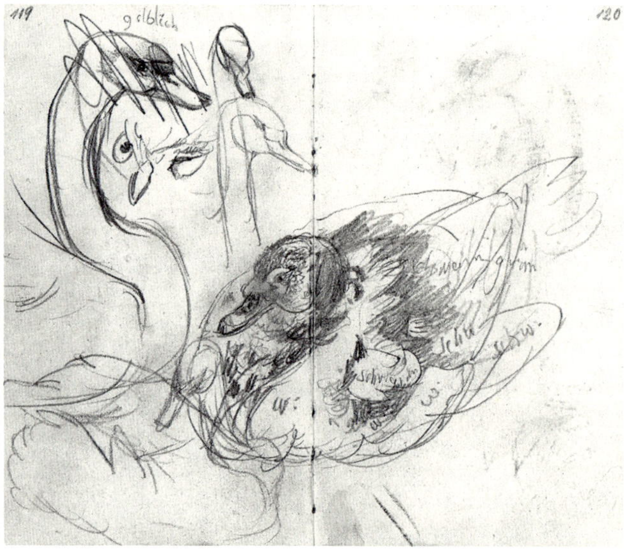

Skizzenbuch 1867/68, S. 119/120

Hatten die vielen Gemälde schönen, exotischen Geflügels und anderer Tiere im Barock ihren Ursprung in feudalem Repräsentationswillen, so steht im bürgerlichen 19. Jahrhundert das zoologische oder auch psychologische Interesse am Tierporträt im Vordergrund.
Die beiden türkischen Enten hat Menzel fast unverändert nach zwei mit Farbnotizen versehenen Skizzen in diese Gouache übertragen. Die stehende »goldbraune« Ente entstammt der Bleistiftzeichnung zum »Damwild im Gehege«, die liegende mit den Hinweisen »weingrün«, »w.«[eiß] und »schw.«[arz] dem Skizzenbuch von 1867/68. Wie beiläufig, ganz souverän – vielleicht in Erinnerung an japanische Tieraquarelle – scheint das Bild gemalt. Aus der Notwendigkeit, das zu knappe Papier ergänzen zu müssen, entsteht mit der Wahl eines dunkleren Unterblattes ein zusätzlicher ästhetischer Reiz.
Das exakte Kaschieren der Papiere schien unwichtig. Grob bleibt die helle Kante stehen, wo die Schwanzfedern ergänzt wurden.

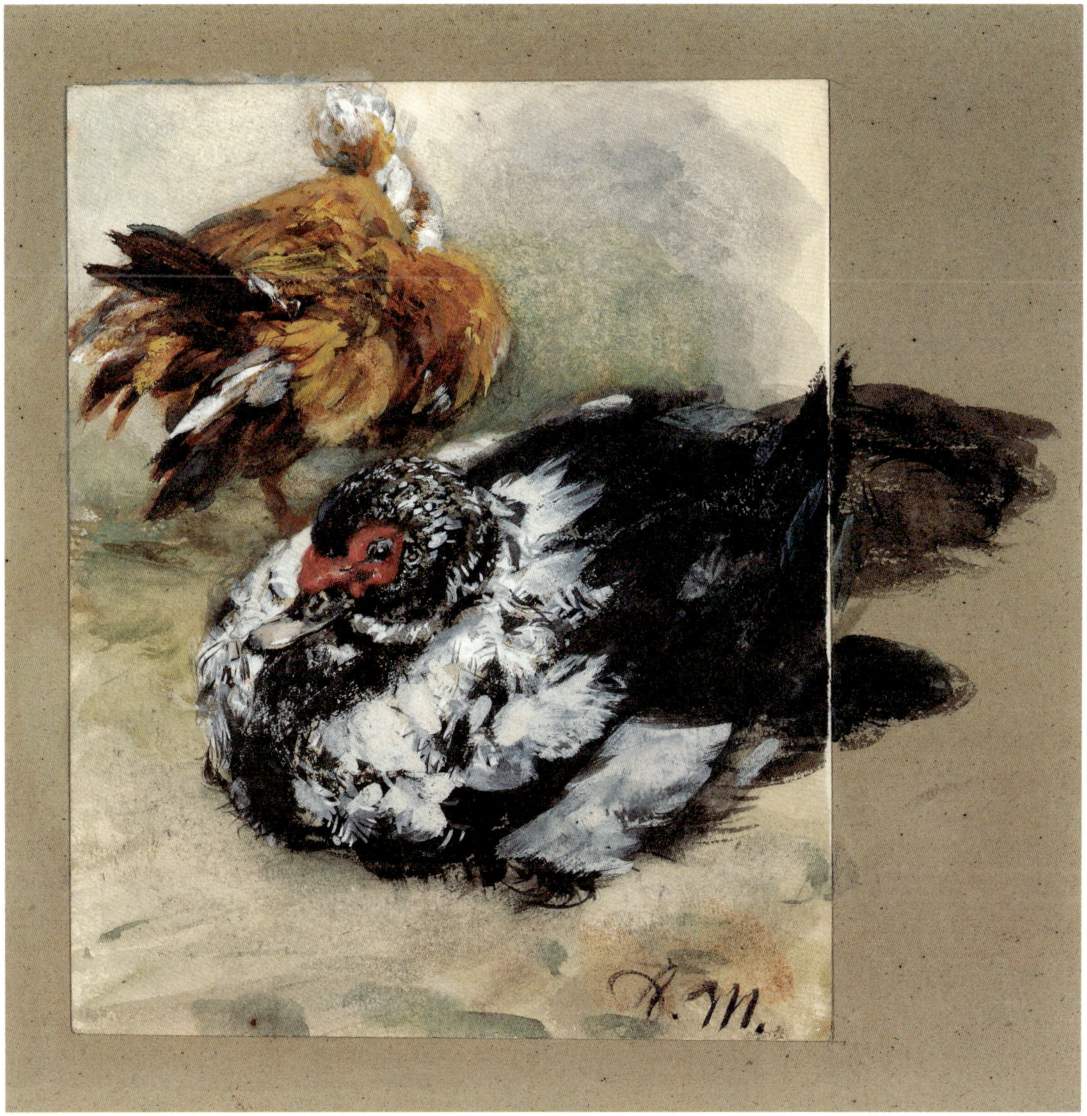

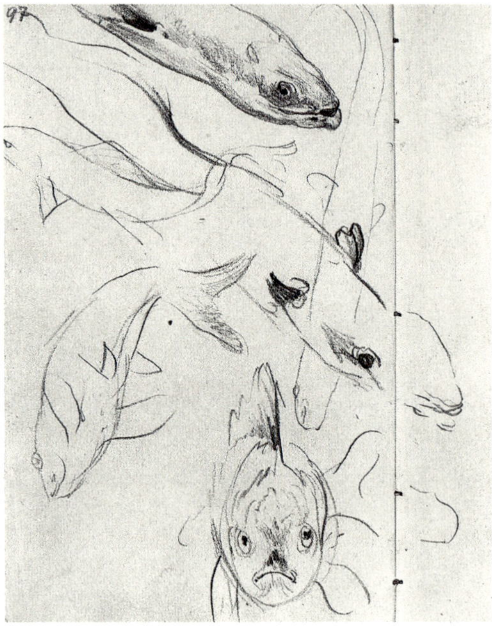

Skizzenbuch 1866/67, S. 97

Der Goldfischteich

Gouache
8,4 x 20,8 cm
Bezeichnet oben links: A. M.
Kat. 1047

Parallel zur Breite des bandschmalen Papiers verläuft der an eine Wiese stoßende Ufersaum des Teiches. Eng begrenzt ist der aus der Vogelperspektive betrachtete Ausschnitt. Auf dem kleinen Stück Grün zwischen den rosa blühenden Schlingpflanzen rechts und links wippt eine grazile Bachstelze. Die rot und schwarz schimmernden Fische im Wasser strömen herbei, als hätten sie den Vogel soeben entdeckt. Das Absichtsvolle in der Wiedergabe eines scheinbar kunstlos wirkenden Sujets wird betont durch die Signatur, die stilvoll wie ein japanischer Künstlerstempel angebracht ist.

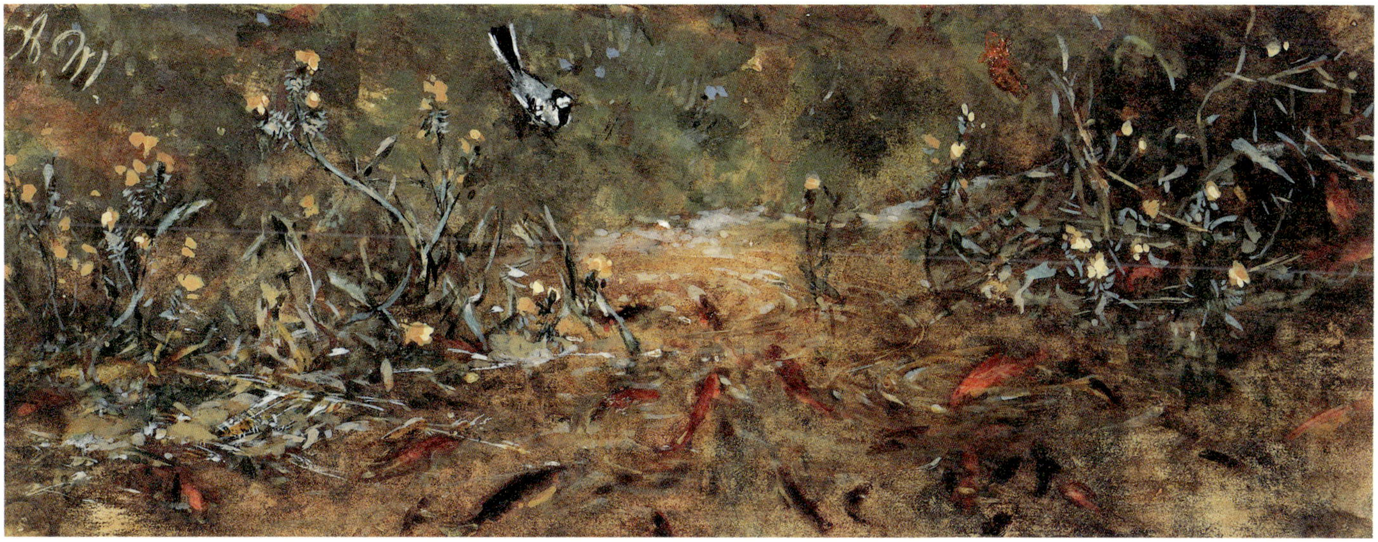

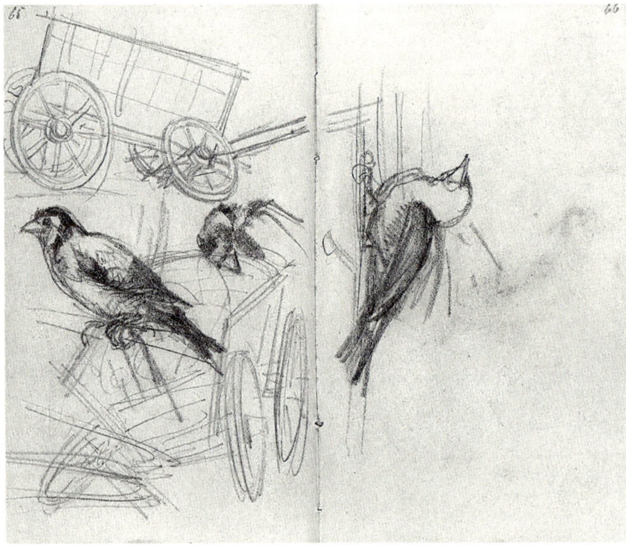

Skizzenbuch 1867/68, S. 65/66

Die Distelfinken und der Kanarienvogel im Bauer

Gouache, 14,1 x 19,9 cm
Bezeichnet unten rechts: A. M.
Kat. 1034

Vielleicht waren die Bleistiftstudien nach den kleinen Stubenvögeln – der eine ist gewiß ein Distelfink – über dem zerbrochenen Leiterwagen im Skizzenbuch von 1867/68 Anregung zu dieser Bildinszenierung. Sie erstaunt durch den raffiniert erdachten Ausschnitt, der sich, aufgrund einer für Menzel charakteristischen originellen Optik, nach allen Seiten im Unsichtbaren weiterführen läßt. Der Betrachter sieht sich mit hineingenommen in den Käfig und entdeckt von dort ein Mädchen, das durch die Gitterstäbe nicht nur die Vögel, sondern auch ihn zu betrachten scheint. Der Beobachter wird selbst beobachtet. Diese Wirklichkeitserfahrung spiegelt das Bild auf verblüffende Weise. Gemessen an den Proportionen der Mädchengestalt erscheinen die Vögel irreal groß. Der verzaubernde Blick des Malers hat ihnen eine eigene Welt geschaffen.

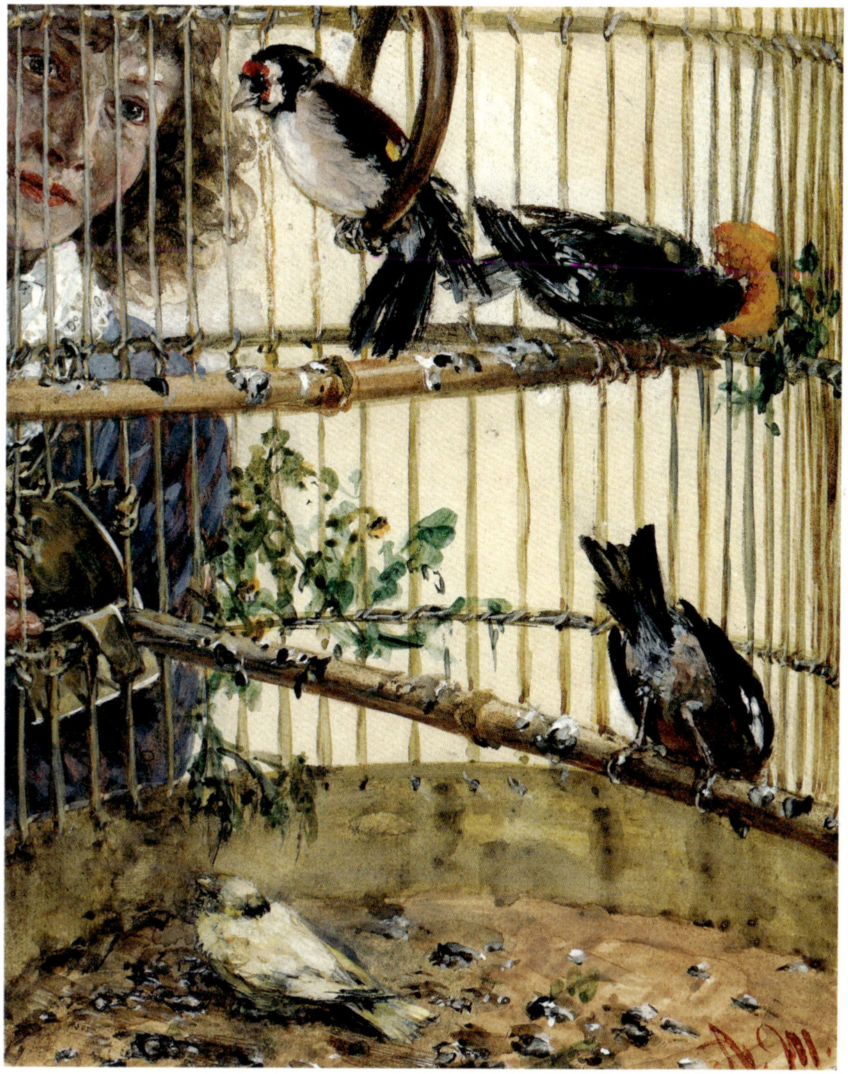

Die Gartenwirtschaft »Moritzhof«

Gouache
23,4 x 36,1 cm
Bezeichnet unten rechts: Ad. Menzel 1864.
Kat. 1014

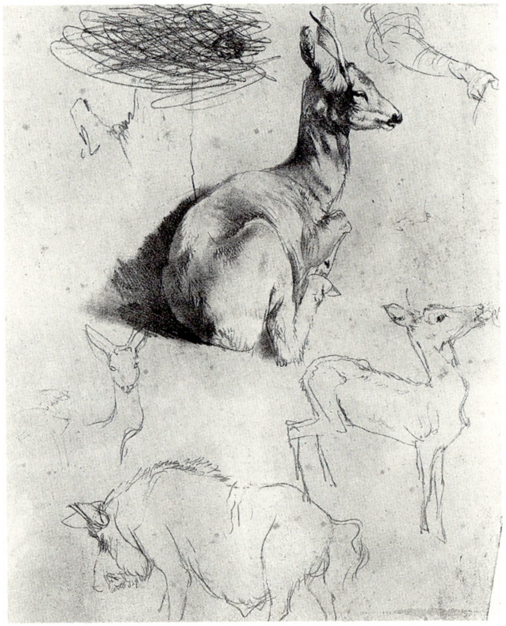

N 1464

Eines der beliebtesten Ausflugsziele im damaligen Berlin war die Gartenkolonie Moritzhof, unweit von Tiergarten und Zoologischem Garten gelegen, zwischen Getreidefeldern und neuem Schiffahrtskanal, dem späteren Landwehrkanal. Bis in die siebziger Jahre gab es in dieser Idylle ein gleichnamiges Restaurant. Hier trafen sich Ausflügler und regelmäßig an Nachmittagen auch Schriftsteller und Beamte zu Diskussion und Kaffee.
Auf herausfordernde Weise wird der Betrachter durch den Kontrast von Ruhe und Bewegung in das Bildgeschehen hineingezogen. So kehrt der in zerstreuter Eile davonlaufende Herr der sitzenden Dame – einem klassischen Schönheitsideal der Zeit – den Rücken, während in der scheuen Bewegung des zahmen Rehkitzes, das sich ihr nähern möchte und doch zurückschreckt, das Hin und Her in einer einzigen Figur eingefangen ist. Im Hintergrund wiederholt sich das Sperrige gegenläufiger Bewegungen im schräggestellten Tisch mit den angekippten Stühlen. Ähnlich spielen die kräftigen Lokalfarben des Vordergrundes gegen heitere leichte Töne im rückwärtigen Teil des Gartens. Es herrscht bereits die Aufbruchstimmung eines Spätsommernachmittags. Ein Vergleich mit französischer Malerei drängt sich auf, aber Menzel hat Manets Bilder erst einige Jahre später kennengelernt.

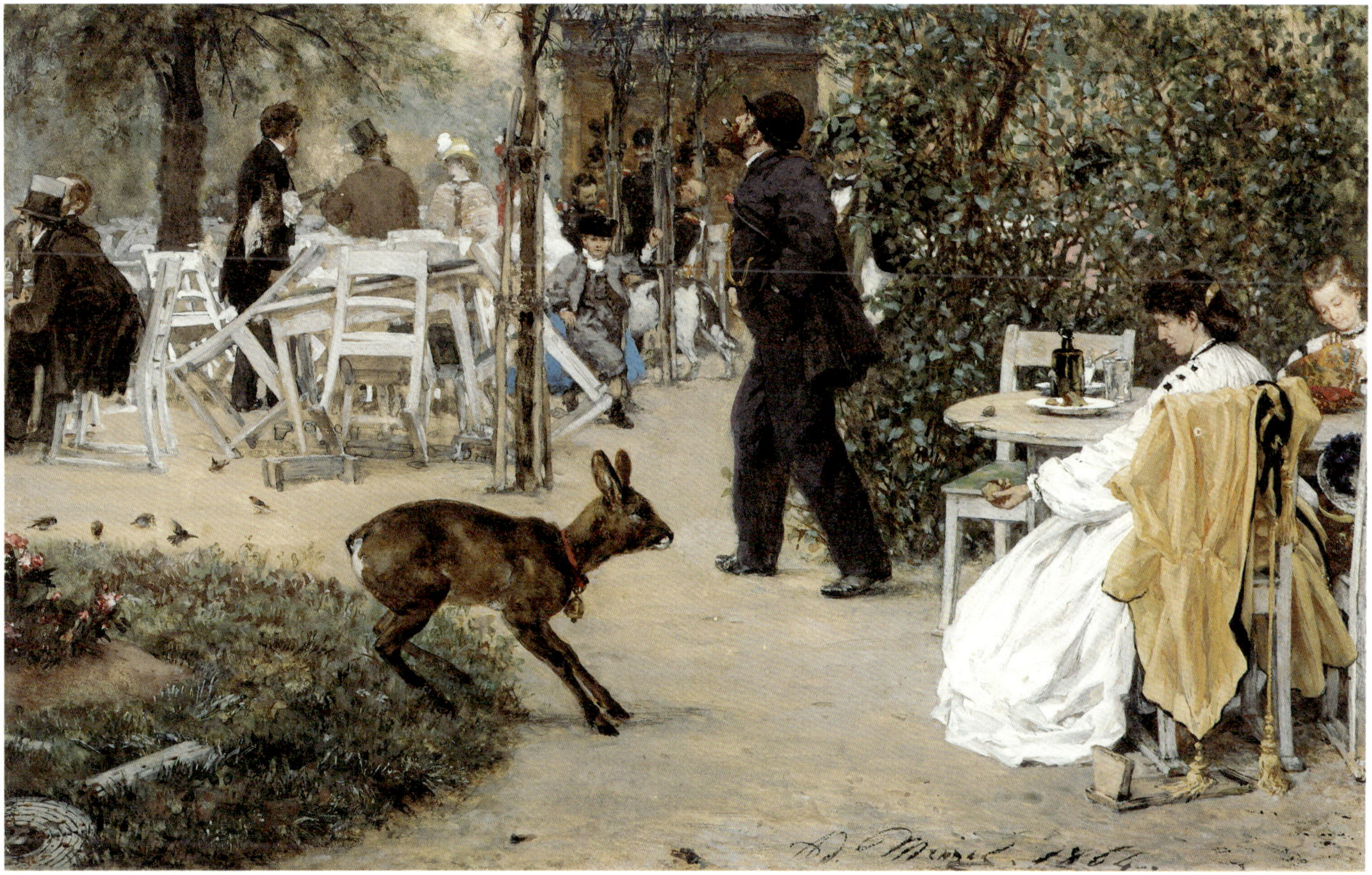
Ad. Menzel. 1864.

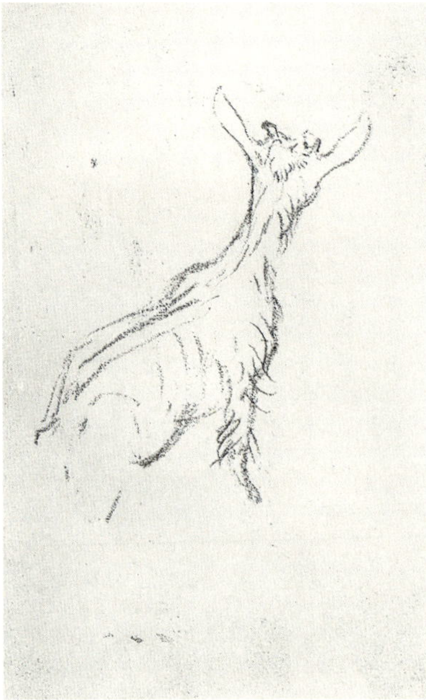

N 2194

Die Ziege und das Holzpferdchen

Gouache
21,3 x 16,4 cm
Bezeichnet unten Mitte: A. M.
Kat. 1021

Die sprichwörtliche Neugier der Ziegen hat in dieser kleinen, vermutlich erdachten Szene einen liebenswürdigen Ausdruck gefunden, der nicht allein Kinder entzückt. Die gespannte Haltung des Zickleins, das nur mit dem Rücken zu sehen ist, bildet mitsamt dem Strick, an den es gebunden ist, eine Diagonale bis hin zum Objekt der Begierde, dem braunen Spielzeugpferd neben der Hausecke. Der absichtsvoll erhöhte Blickpunkt läßt die Schräge der Leine deutlich werden und damit das Vorwärtszerren des Tierchens. Helle frühlingshafte Farbklänge einer brillanten Maltechnik stimmen überein mit der heiteren, gar belustigten Betrachtungsweise dieses jugendlichen Unverstandes.

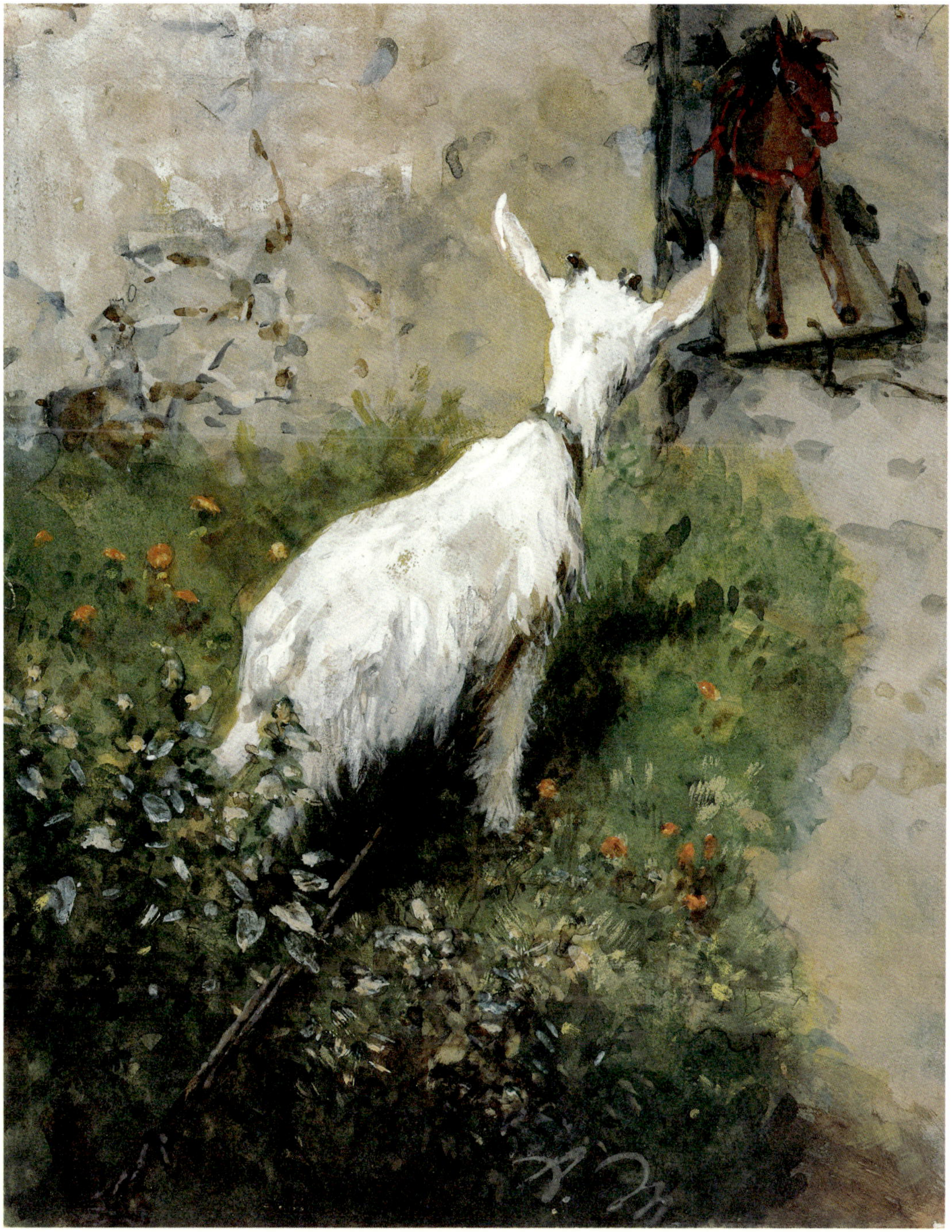

Tauben auf einem Holzdach

Gouache
10,9 x 20 cm
Bezeichnet unten links: A. M.
Kat. 1042

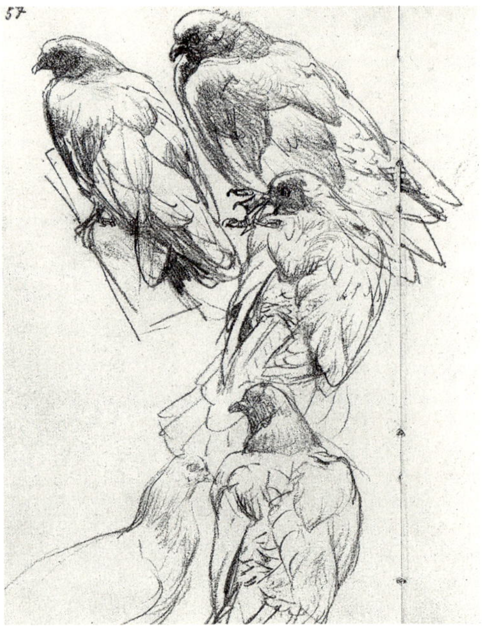

Skizzenbuch 1875/76, S. 57

Auf jedem Bauernhof stand früher auch ein Taubenhaus. Vielleicht hocken diese Tauben auf dem First einer solchen hölzernen Unterkunft. Ihre verwitterten Schindeln ziehen sich über die ganze Breite des Bildes. Der Blick auf die höhere Region herbstlich gefärbter Laubbäume im Hintergrund läßt vermuten, daß der Maler selbst von hochgelegenem Ort diese Haustauben beobachtet hat. Jede ist in der markanten Pracht ihrer Züchtung wiedergegeben; selbst der Taubendreck wurde nicht übersehen, damals oft Düngemittel für den Garten. Doch treten derart realistische Details zurück hinter der geruhsamen Stimmung dieses Tages auf dem Lande, die sich im würdevollen und sanften Beieinander der Tauben ahnen läßt.

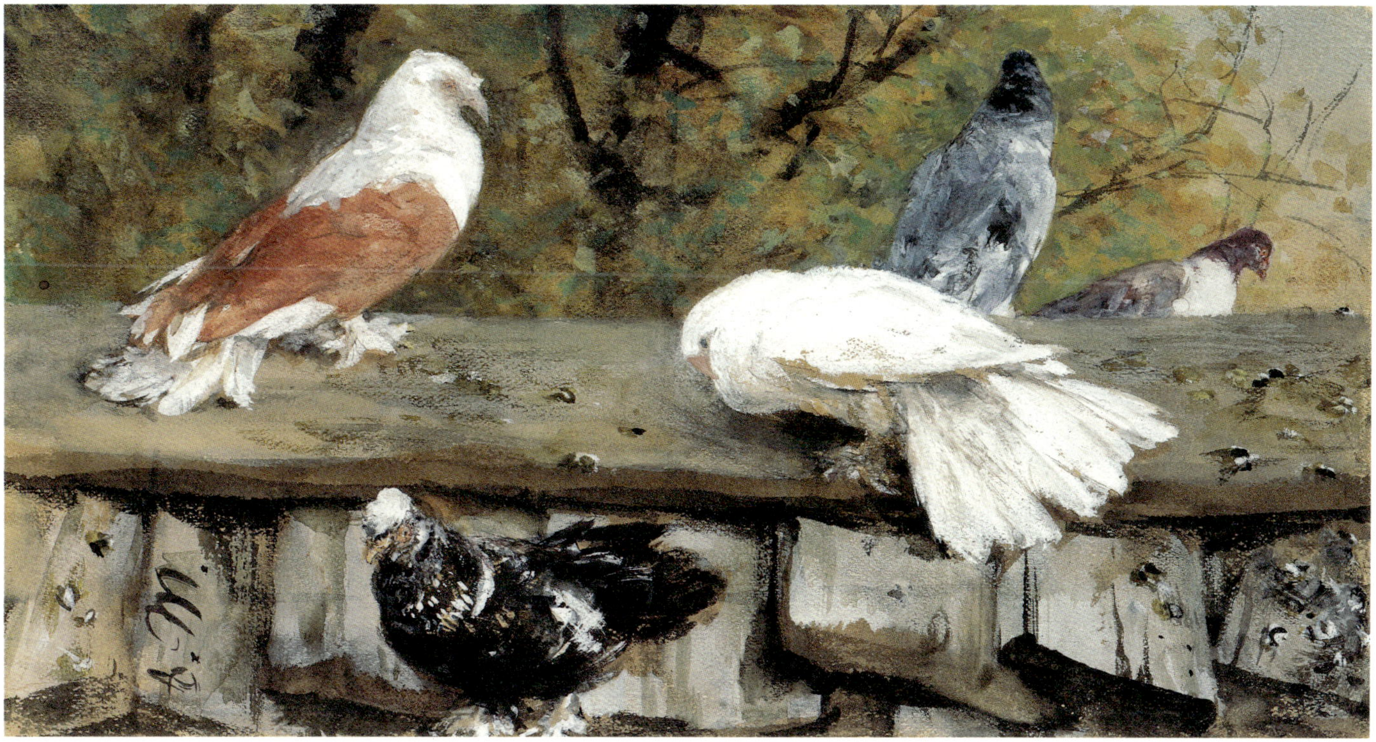

Der Blauspecht im Laub

Gouache
12,7 x 8,2 cm
Bezeichnet unten rechts: A. M.
Kat. 1049

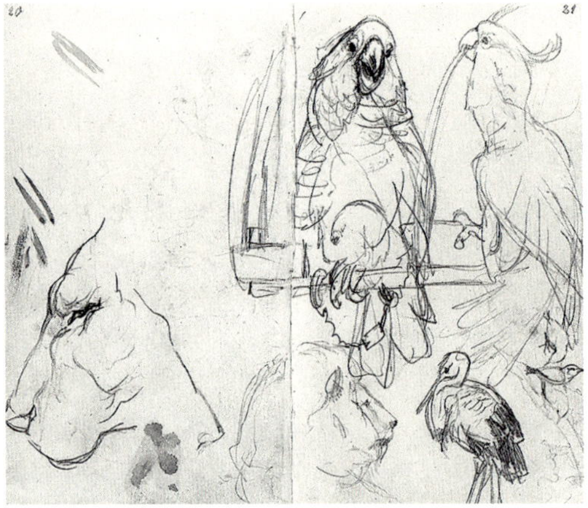

Skizzenbuch 1863/64, S. 20/21

Eine Sonatine in Grün, darin ein blau-weiß-roter Akkord, der das Ganze beherrscht. Nicht nur das längliche Format assoziiert die schlichten Naturmalereien japanischer Rollbilder. Winzig, wie in der Komposition selbst, entdeckt man die Skizze einer Spechtmeise – auch Blauspecht oder Kleiber –, gewiß aus der Ferne beobachtet, im Skizzenbuch der Jahre 1863/64 wieder. Ganz unscheinbar, am Rande der Seite, zwischen Storch und Kakadu, taucht der spindelförmig kleine Körper auf, dreimal in verschiedener Ansicht vom scharfsichtigen Auge fixiert.

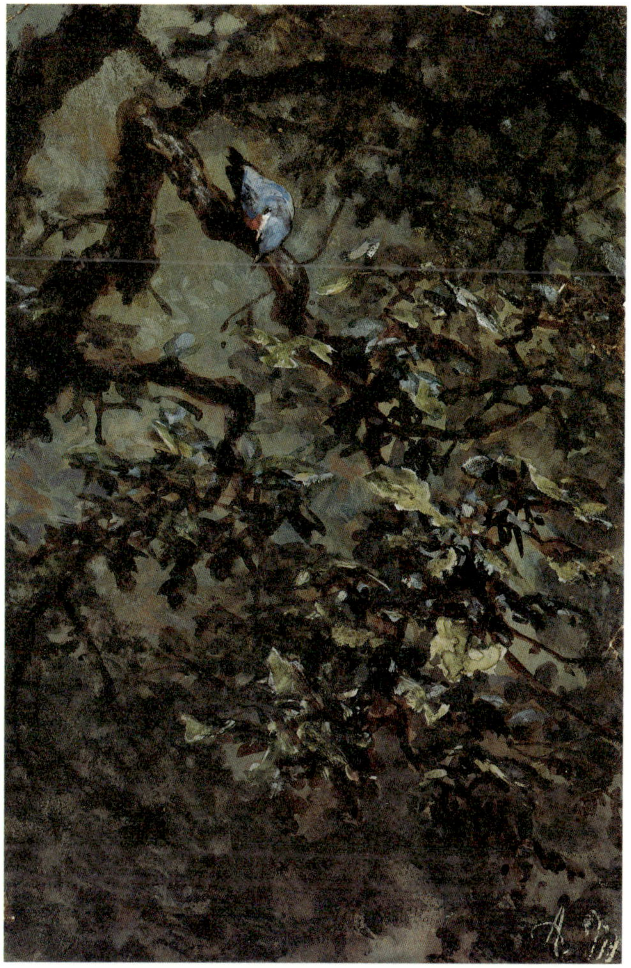

Die zwei Schwäne

Gouache
12 x 17,1 cm
Bezeichnet unten links: A. M.
Kat. 1038

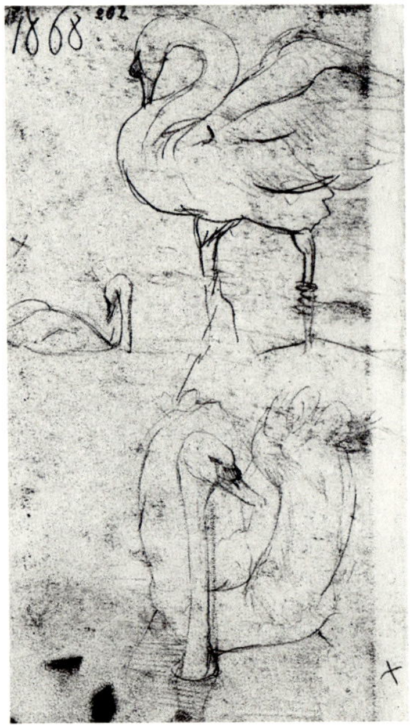

Skizzenbuch 1868, S. 202

Ein herrlicher weißer Schwan, dessen Erscheinung alle Merkmale des sagenumwobenen stolzen Tieres verkörpert, segelt mit aufgestelltem Flügelpaar durch das ruhige Wasser. Winzige helle Bugwellen machen das sanfte Gleiten sichtbar. Der Gefährte – Schwanenpaare bleiben meist lebenslang beisammen – gründelt am Ufer. Kahles Gesträuch und monotones Graugrün, in das das ganze Bild getaucht ist, lassen Wasser und Ufer kaum merklich in eins verschwimmen.
Die Schwäne werden hier zu Vorboten des Frühlings. Im Skizzenbuch von 1868 hat Menzel auf mehreren Seiten Bewegungen und Spiele von Schwänen verfolgt und für den schwimmenden das Vorbild gefunden, das er, wie so häufig, als Zeichen der Verwendung mit einem kleinen Kreuz versieht.

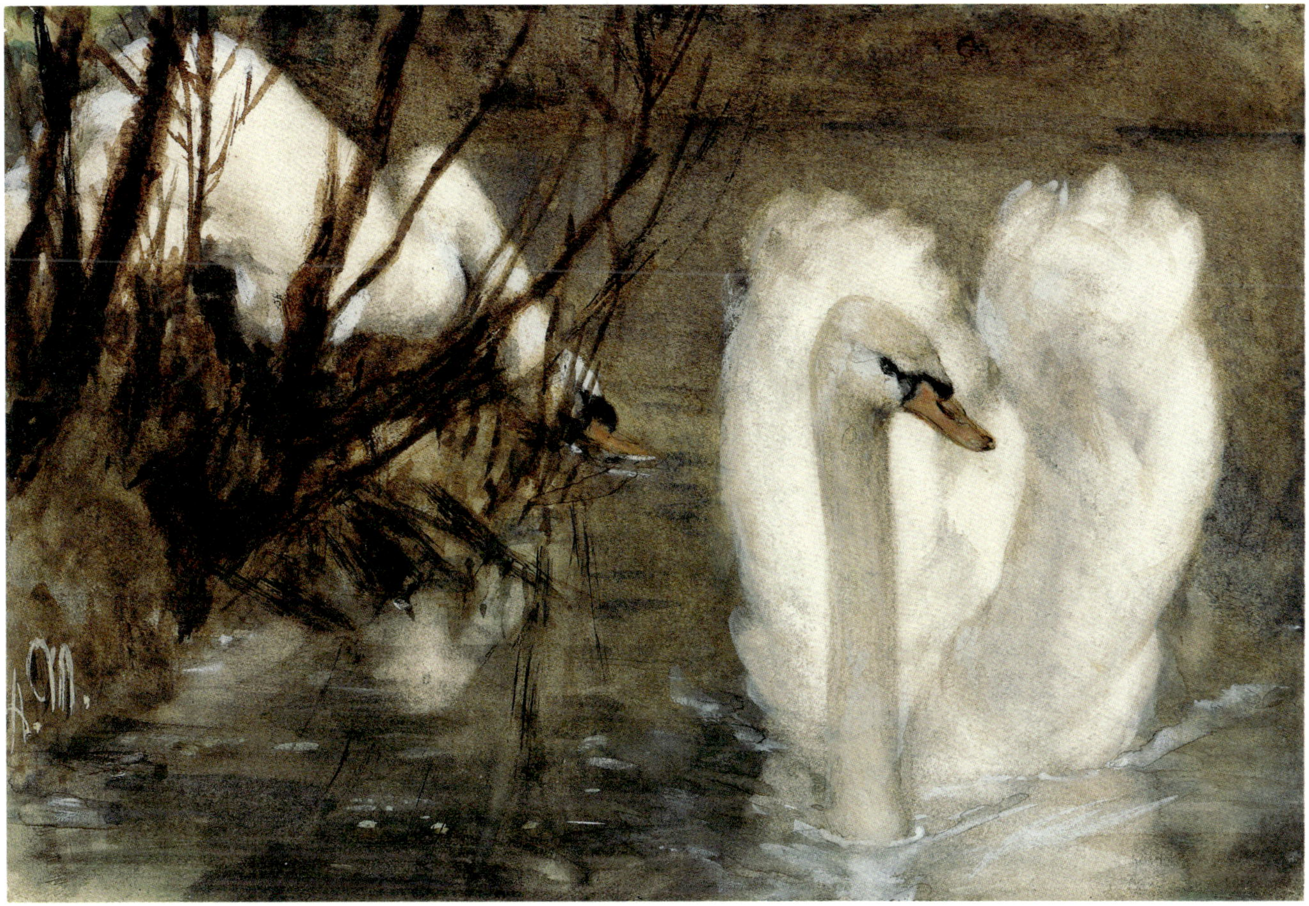

Süsse Freiheit

Gouache
24,3 x 14,1 cm
Bezeichnet unten Mitte: Ad. Menzel
Kat. 1030

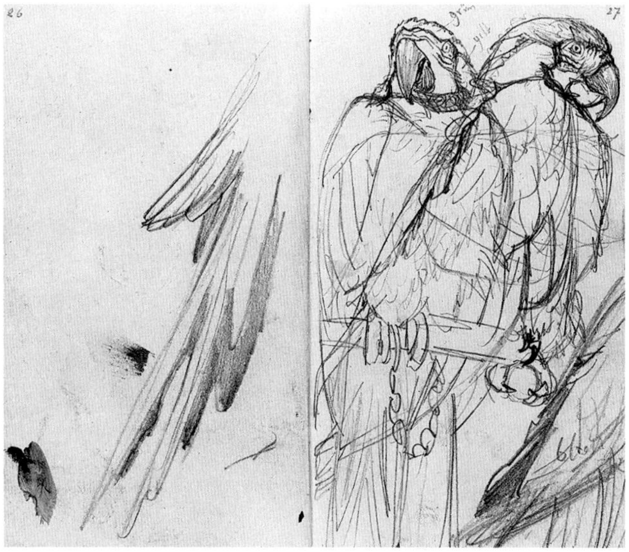

Skizzenbuch 1863/64, S. 26/27

Im Gegensatz zum Kakadu des folgenden Blattes wird der stattliche blaue Ara hier nicht in Beziehung zu einer kunstvoll gestalteten Umgebung gesetzt.
Er thront im halbschattigen Dämmer dichten braungrünen Blattwerks, aus dem rote Azaleenblüten schimmern und sonnige Flecken leuchten.
In lockerer, durchaus impressionistischer Farbbehandlung verschmelzen Gefieder und Laub. Aber porträthaft deutlich, vor aufgehelltem Grund über stahlblauen Brustfedern, erscheint der Kopf mit einem seltsam starr auf den Betrachter gerichteten Auge.
Eingehend hat Menzel die Mimik dieser faszinierenden Tiere, die bis zu fünfzig Jahre alt werden können, an gefangenen Exemplaren studiert. Hier jedoch wird die Illusion vom ungebundenen Dasein im heimatlichen tropischen Regenwald evoziert.
Das empfand offenbar auch derjenige, der den Bildtitel seinerzeit erdachte, wir wissen nicht, ob es der Künstler war.

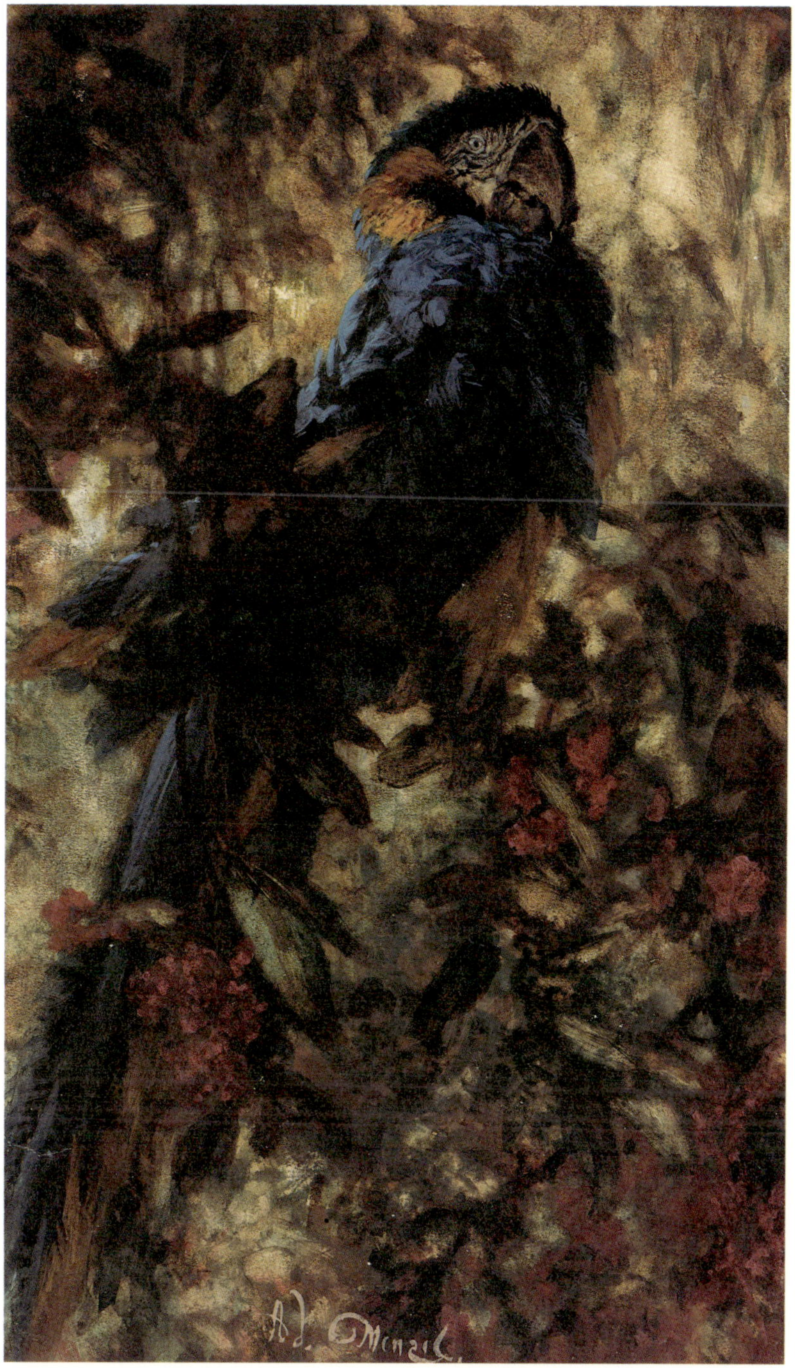

Versüsste Knechtschaft

Gouache
24,5 x 14,1 cm
Bezeichnet unten rechts: Ad. Menzel 1883
Kat. 1031

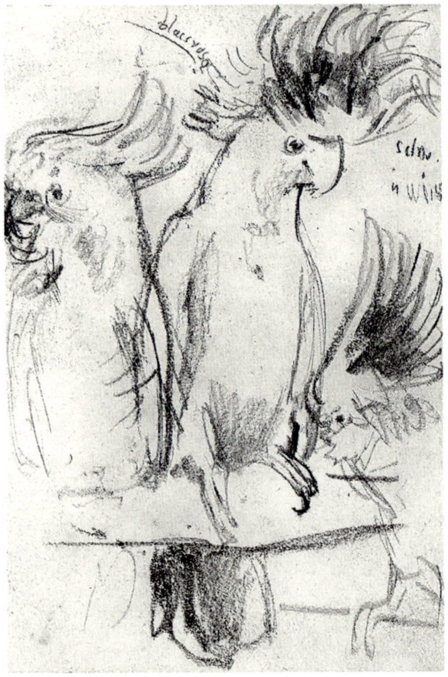

N 2224

Von einem Besuch in Dresden schreibt der Künstler 1880 nach Hause, wie es ihn nach Schließung des Barock-Museums im Großen Garten »in gerader Linie in den zool. Garten« geführt habe und er »dort an den ohrzerspaltend schreienden Kakadu's herumgezeichnet, sie dann als Modellgeld die Reihe entlang gekrabbelt« habe.*

Viele Skizzenblätter zeugen von Menzels Interesse an diesen oft wild flatternden Tieren, die tagsüber im Freien standen. Die erst 1883 entstandene Komposition – ein Gegenstück zur vorherigen – ist das erstaunliche Ergebnis seiner Erinnerung: Ein herrlicher Inka-Kakadu, der mit goldglänzender Kette an einen kostbar verzierten Ständer gefesselt ist, wird von eleganter Frauenhand gekrault. Der entblößte, mit einem breiten üppigen Reif gezierte Arm greift von außen in den Bildraum hinein. Genießerisch spreizt sich der Vogel vor den in satten Tönen gemalten Pflanzen und dem orientalischen Vorhang. Dieses Ambiente eines Wintergartens spiegelt den neobarocken Geschmack jener Jahre. Der sinnlich lockenden Pracht der mächtigen Stilströmung – für die das »Makart-Atelier« zum Synonym wurde – hat hier auch Menzel gefrönt. Doch stört er das Schwelgerische sogleich durch den rigoros angeschnittenen Arm. Ein raffinierter Kunstgriff, der im Ausschnitt den vergänglichen Augenblick einer Beobachtung anschaulich macht.

* An Hermann Krigar, Dresden, 9. August 1880. In: Hans Wolff (Hrsg.): Adolph von Menzel, Briefe 1914, S. 224

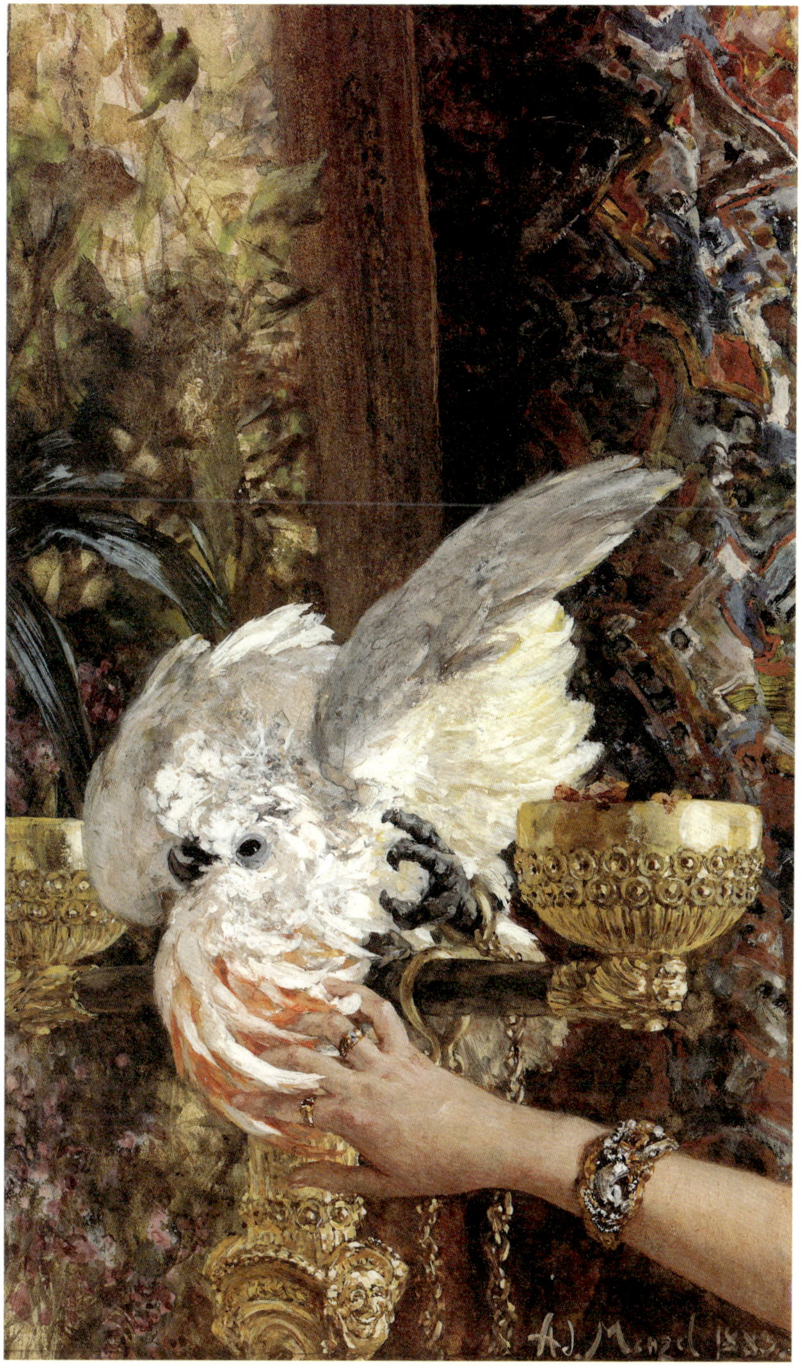

Chinesinnen mit Fasanen

Gouache
19,9 x 25,4 cm
Bezeichnet unten rechts: Ad. Menzel 68.
Kat. 1029

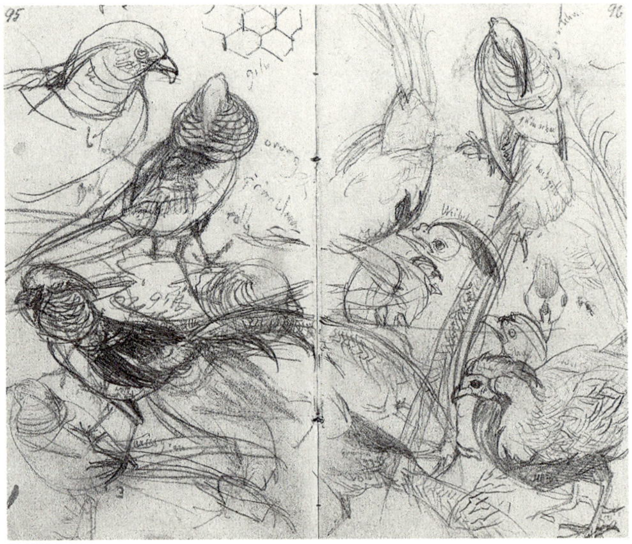

Skizzenbuch 1867/68, S. 95/96

Während seiner zweiten Reise nach Paris im Jahre 1867 könnte Menzel auf der Weltausstellung ein solches Motiv gesehen haben. Wie selten nur schwelgt er in einem Rausch kostbarer Farbenklänge in heiterer Harmonie. In zwei Skizzenbüchern, die ihn auf der Reise begleiteten, zeichnet er Fasanen und Chinesen. Gleichzeitig mit diesem Blatt entstand auch die Gouache »Comfort chinois«, ein Chinese beim Spiel mit Fasanen.
Das Exotische des fernen Ostens hat Menzel wie alles Ethnographische begeistert. Bereits 1851 streut er in das Gemälde »Im Boudoir« Chinoiserien ein, wie sie in dieser Zeit des zweiten Rokoko beliebt waren.
Der Japan-Enthusiasmus der achtziger Jahre treibt ihn zu hingebungsvoller Betrachtung der Ostasiatica-Sammlung seines Händlers Hermann Pächter. Eine große Ausstellung 1885 in Berlin, in der ein ganzes japanisches Dorf aufgebaut war, regt erneut zu Bildern der fremden Sphäre an. Doch wird hier die Traumwelt des Exotischen gestört und banalisiert durch die Konfrontation der Gäste aus der Ferne mit einem neugierigen Publikum.

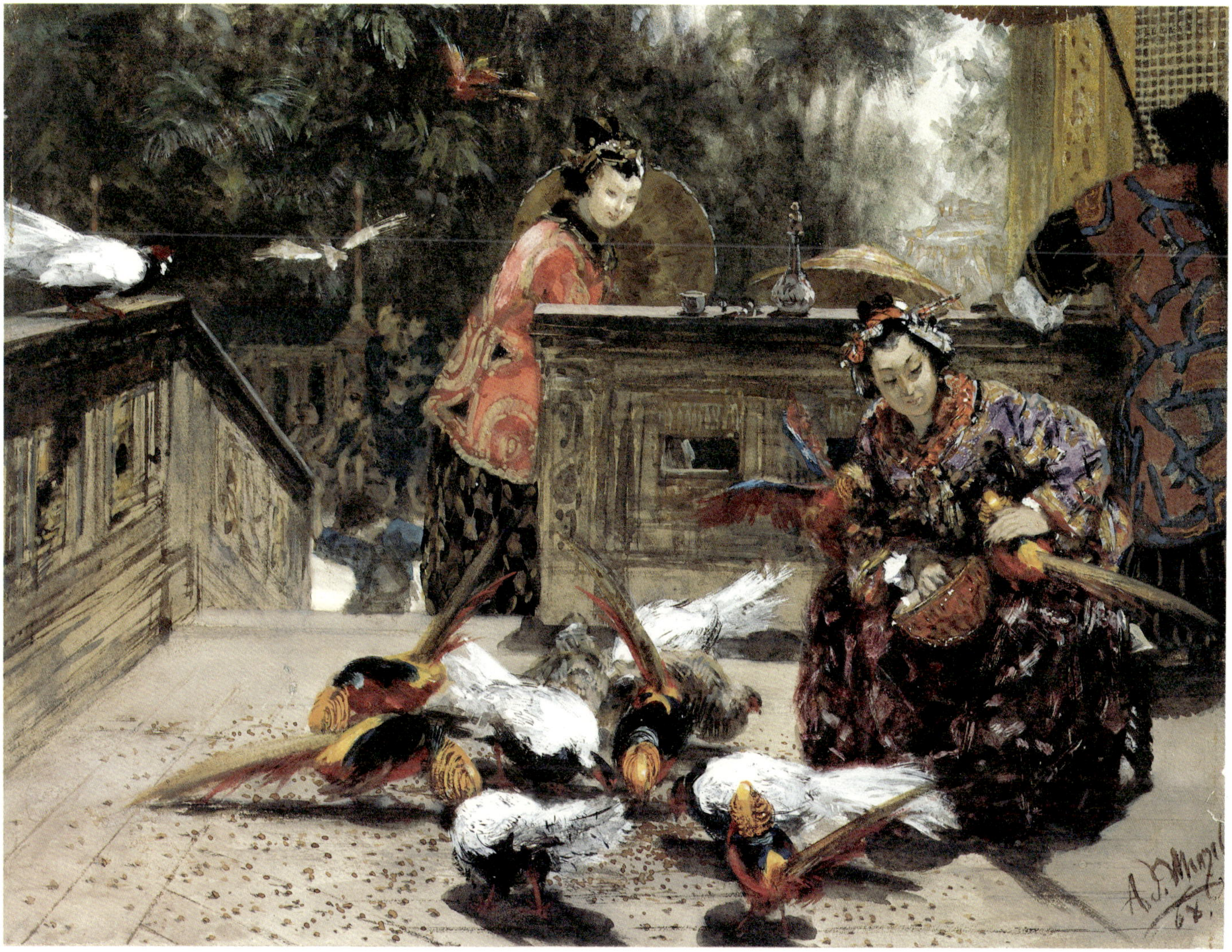

Der Löwenkopf

Gouache
15,1 x 26 cm
Bezeichnet oben rechts: Ad. Menzel
Kat. 1023

In etlichen Zeichnungen hat Menzel die psychische Verfassung der in zoologischen Gärten gefangenen Löwen zu erfassen versucht. In ein schmales Querformat wird das gewaltige Haupt gezwängt, rigoros an drei Seiten angeschnitten. Silhouettenhaft hebt sich das Profil vor der tief dunkelbraunen Mauer ab. Ziellos und verloren schaut das Auge. Könnte das dumpfe Leiden des gefangen gehaltenen königlichen Tieres treffender beobachtet sein?
Während der Löwe bis in die Zeit der Romantik hinein ein bedeutendes Motiv in der bildenden Kunst war – Sinnbild von Freiheit und wilder Kraft –, sinkt er in der Malerei des 19. Jahrhunderts mehr und mehr zur Tierbuden- und Zirkusattraktion herab – ein Gefangener der Zivilisation.

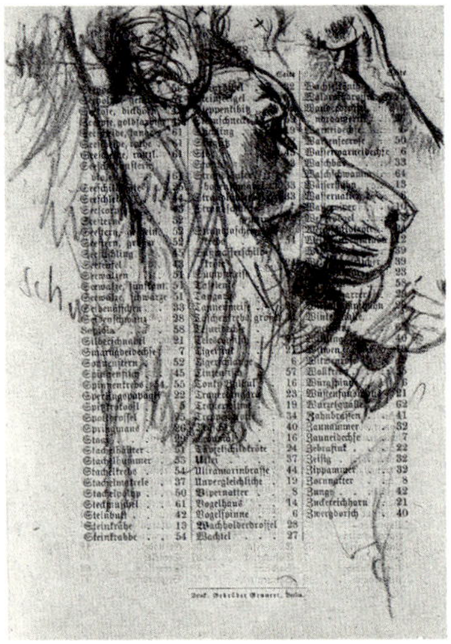

N 2989

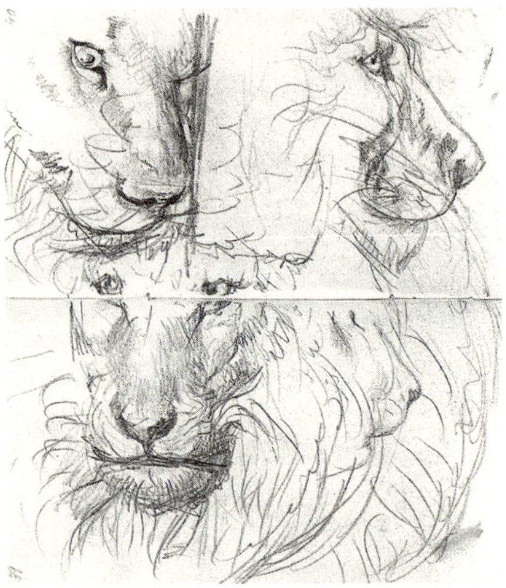

Skizzenbuch 1867/68, S. 39/40

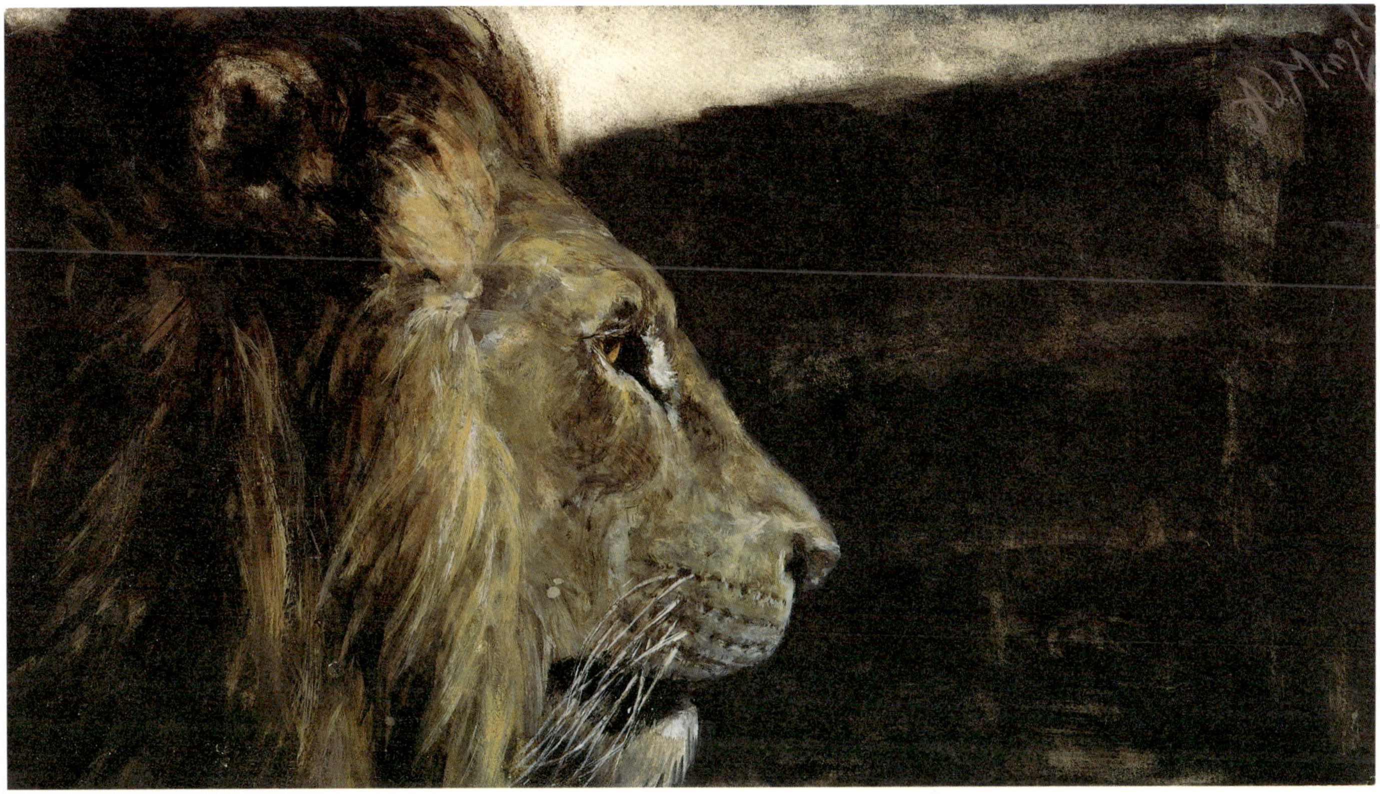

Der Tiger

Gouache
21,1 x 33 cm
Bezeichnet unten rechts: Ad. Menzel
Kat. 1024

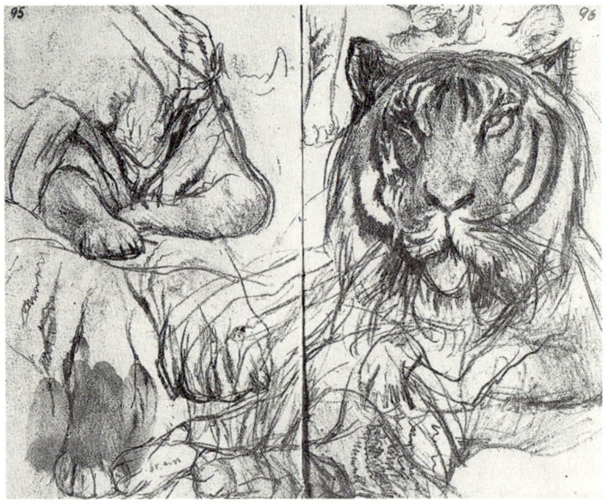

Skizzenbuch 1869, S. 95/96

Entspannt hat sich das offenbar noch junge Tier zur Siesta vor einer dunklen Felsennische niedergelassen. Die Augen sind geschlossen, und die rosige Zunge leckt das Maul wie nach der Fütterung. Auch dieser Darstellung liegt eine Beobachtung des passionierten Zoobesuchers Menzel zugrunde, die er auf einem seiner unzähligen Spaziergänge in den zoologischen Gärten von Berlin, Köln, Paris oder München gemacht hat.

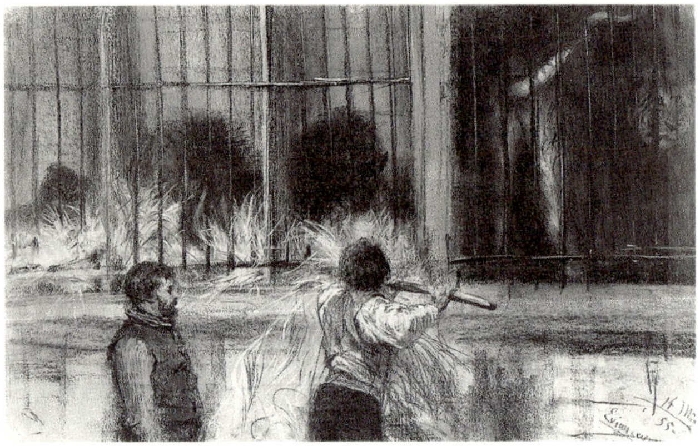

N 4448

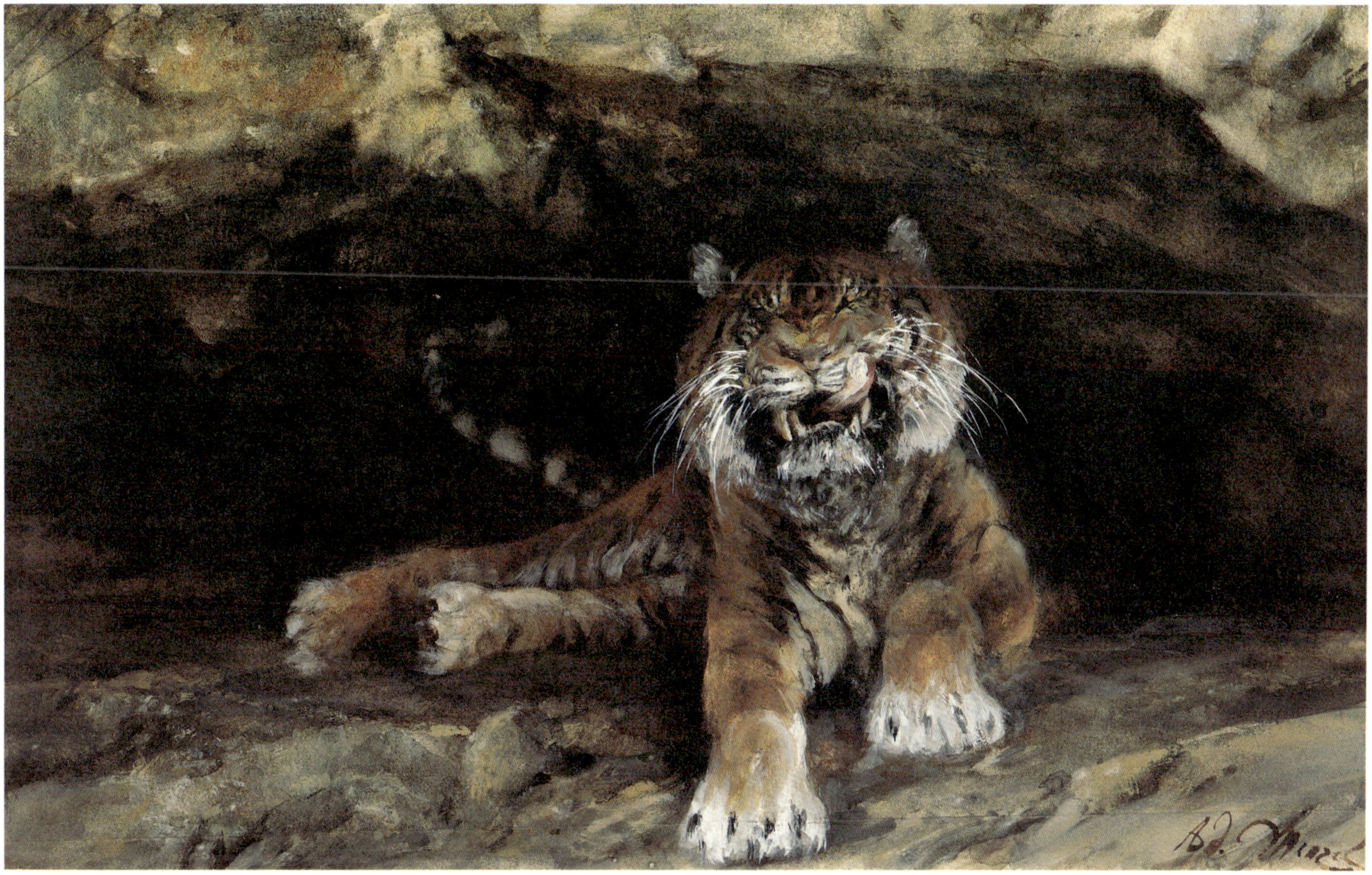

Der Hahn und die Hühner

Gouache
11,4 x 24,5 cm
Bezeichnet unten links: Ad. Menzel.
Kat. 1043

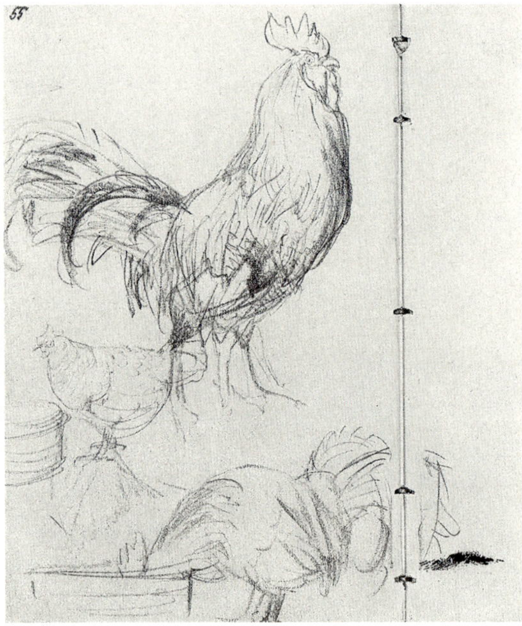

Skizzenbuch 1866/67, S. 55

Zu Menzels Zeit waren Hühner wohl die verbreitetsten Haustiere, die nicht nur auf dem Lande, sondern auch in der Stadt gehalten wurden.
Bis in Menzels späte Jahre hinein ist das Motiv in den Skizzenbüchern zu finden. Noch 1901 entsteht das Bild »Der neue Haushahn« mit dem gerade erworbenen Tier und der betenden Bäuerin auf der Kirchenbank. Hier nun ist ein unscheinbarer Winkel der Schauplatz für den Hahn und seine Hennen: ein schmaler Sandstreifen vor einem Stück Ziegelwand mit bröckelndem Putz. Sonst ereignet sich nichts. Der wie zufällig erscheinende Ausschnitt ist eine kalkulierte Komposition, in der durch ausgewogene Plazierung der Hühner um die Hauptfigur ein in sich geschlossener Raum gebildet wird. In ihm heben sich die dunklen, kräftig-farbigen Gestalten der Tiere vor der in zarten Tönen weich und malerisch behandelten Mauer dekorativ ab.

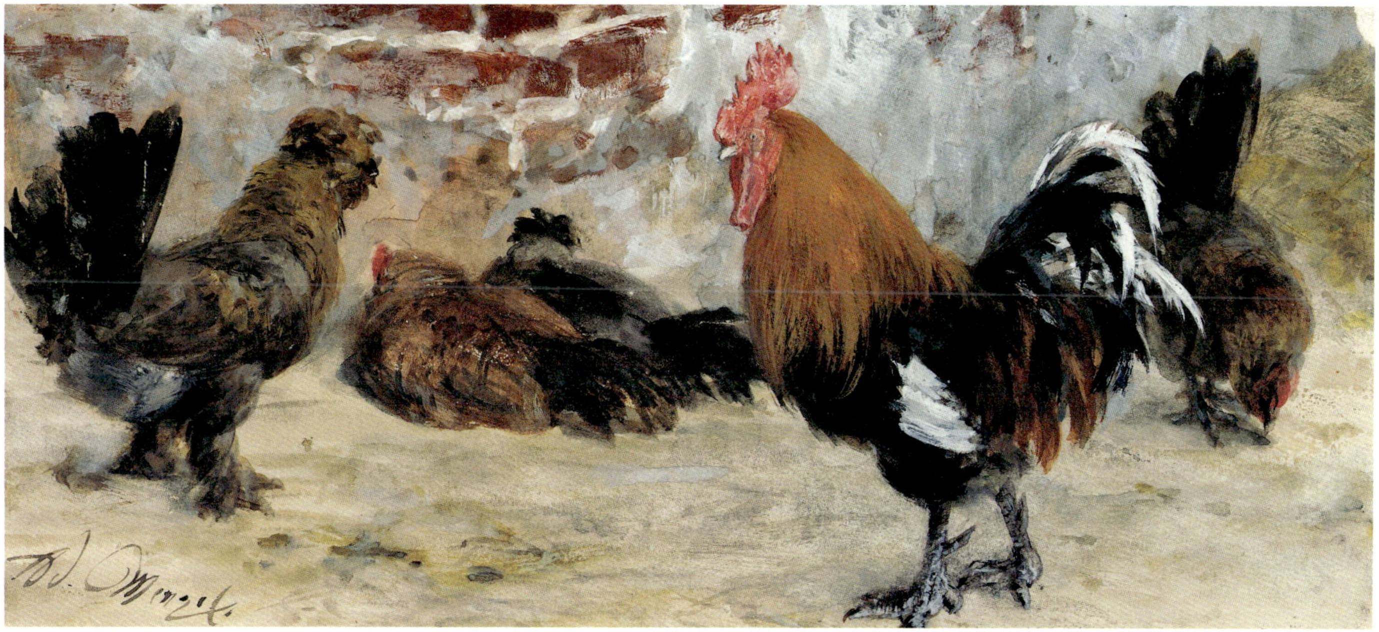

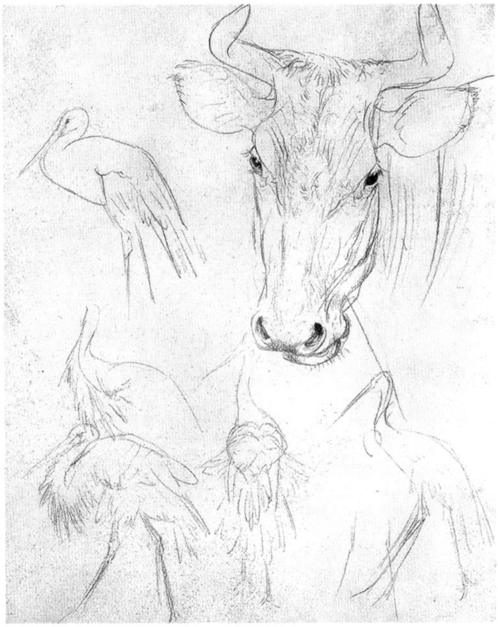

N 2170

Der Storch im Schilf

Gouache
17,6 x 12,4 cm
Bezeichnet unten rechts: A. M.
Kat. 1036

Wenn mit dem späten Frühling die Störche aus den südlichen Ländern ihren Einzug halten, sind sie gern gesehene Gäste. Erfreut werden sie beobachtet in ihren Nestern in luftiger Höhe oder beim Waten durch ebene, feuchte Wiesen und flache Wasser. Menzel malt den Storch beim gravitätischen mit der Nahrungssuche verbundenen Schreiten.
Bein und Schwanz werden vom linken Bildrand angeschnitten, um den Bewegungsablauf dadurch akzentuierter erscheinen zu lassen. Strahlend hebt sich das in vielen zarten Schattierungen reflektierende weiße Gefieder mit den schwarzen Flügelspitzen vom matten Braungrün des Hintergrundes ab. Großzügig aquarelliert ist dieser Schilfgrund von lebendiger Flächigkeit, die allein durch das Aufscheinen eines anderen weißen Vogels zwischen den Blättern an Tiefe gewinnt.

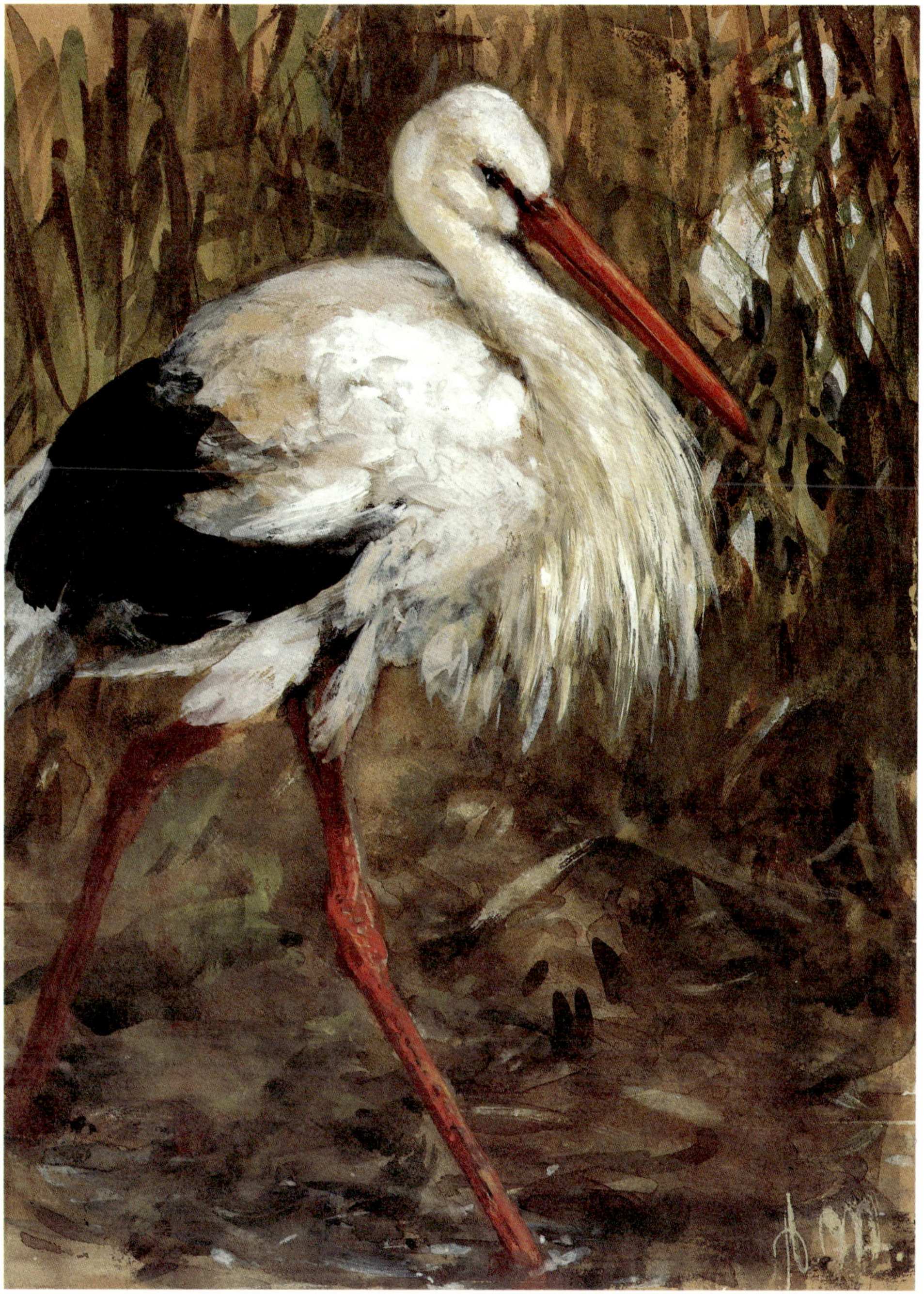

Die Enten im Wasser

Gouache
8,9 x 17,7 cm
Bezeichnet unten rechts: A. M.
Kat. 1045

Im Reigen der Haustiere durften auch die Enten nicht fehlen. Menzel wird nicht müde, ihren oft kuriosen Haltungen nachzuspüren, allein im Skizzenbuch von 1875 füllen sie mehrere Seiten. Das farbige Bild scheint spontan einer Zeichnung zu folgen, die das Treiben wilder Enten auf dem Wasser festgehalten hat. Sein ausschnitthafter Blick ließe sich wieder beliebig nach allen Seiten fortsetzen. Parallel zum Uferstreifen ist das gesamte schmale Querformat vom Grünblau des Wassers bedeckt, auf dem die Tiere friedlich entlangziehen. Das einförmig Bedächtige des Bewegungsflusses wird gegenüber der Vorstudie spielerisch belebt durch jene Ente, die mit Flügelschlägen das Wasser effektvoll aufpeitscht.

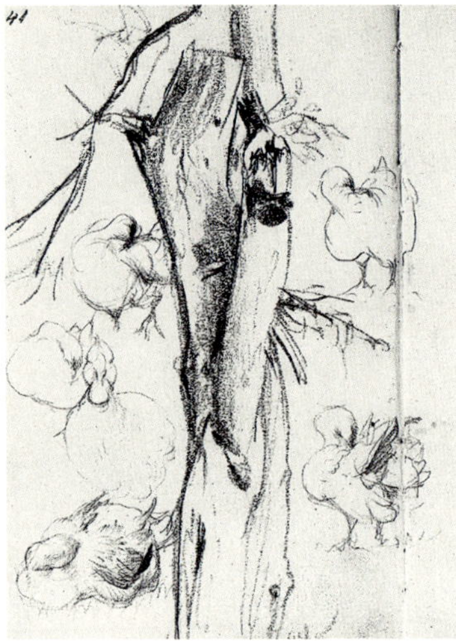

Skizzenbuch 1875, S. 41

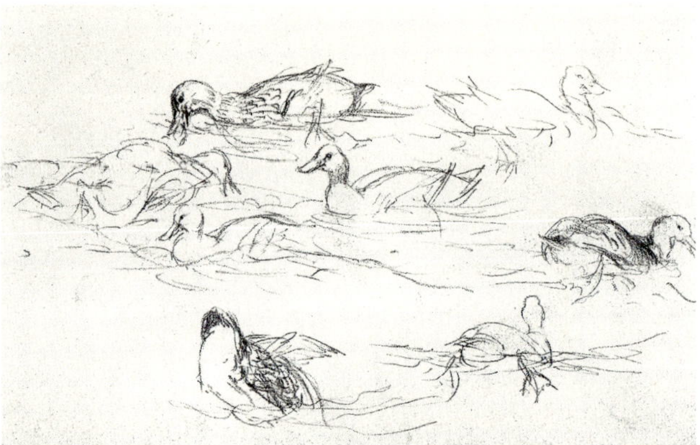

N 2967

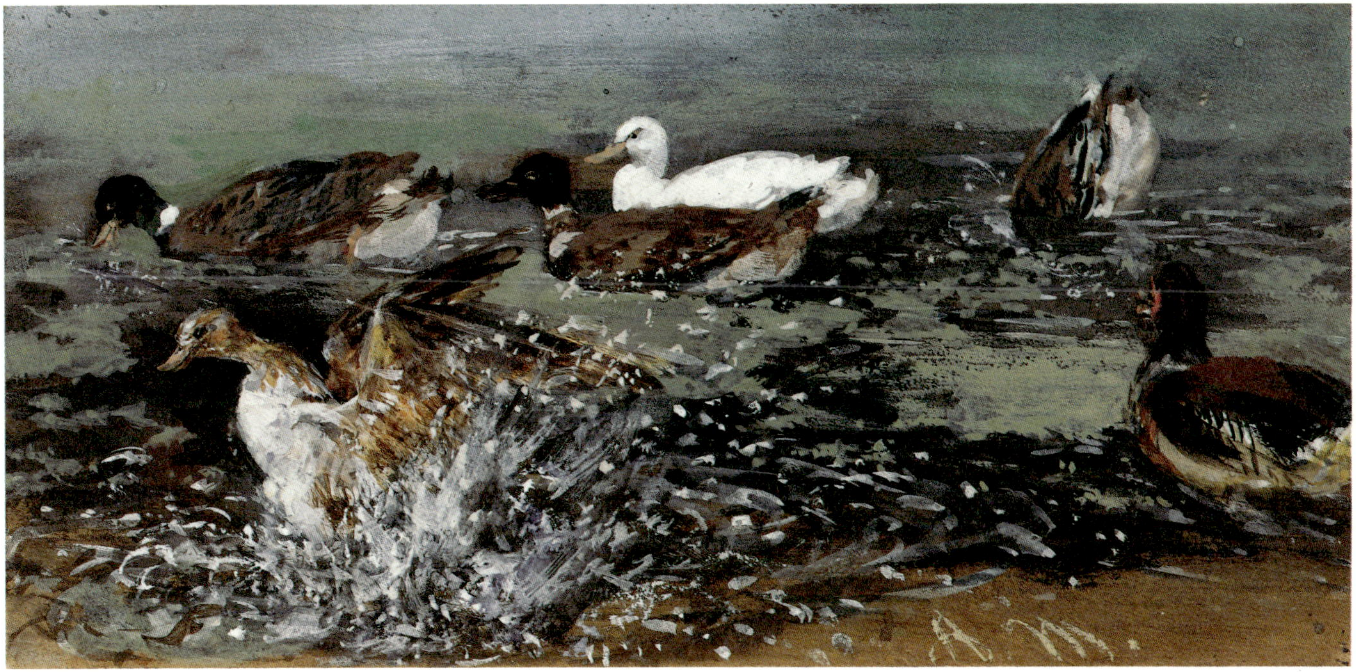

Die Haubenlerche im Kieferngeäst

Gouache
12,5 x 10,9 cm
Bezeichnet unten links: A. M.
Kat. 1051

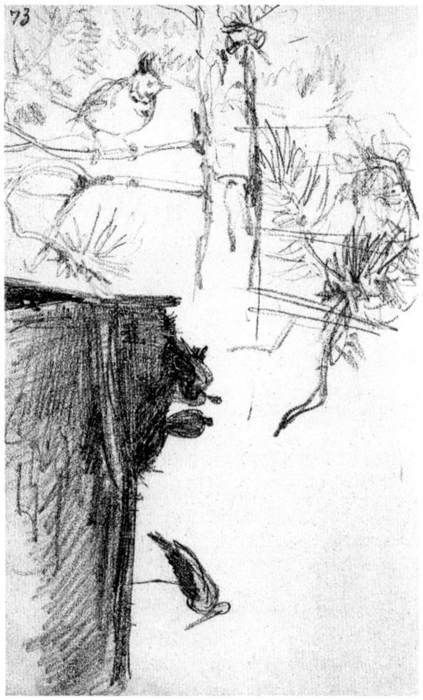

Skizzenbuch 1866/67, S. 73

Direkt über dem Motiv des Storchennestes auf dem Dach, der Vorstudie für das Bild gleichen Titels im Kinderalbum, findet sich im Skizzenbuch von 1866/67 die Zeichnung der Haubenlerche.
Die farbige Komposition erweitert diese Skizze einfach zu einem Blick mitten hinein in das Geäst mehrerer Kiefernbäume. Der Blickpunkt des Betrachters liegt nahezu in einer Höhe mit dem Vogel. Die Farbe wird nur in wenigen Partien deckend aufgetragen, vor allem der sandfarbene Hintergrund ist leicht und lavierend behandelt. Man vermeint, aus luftiger Höhe hinab auf märkischen Boden zu schauen. Das Unprätentiöse des Naturmotivs, seine lapidare und doch treffsichere Ausführung sowie die Perspektive lassen an japanische Tuschmalereien denken.

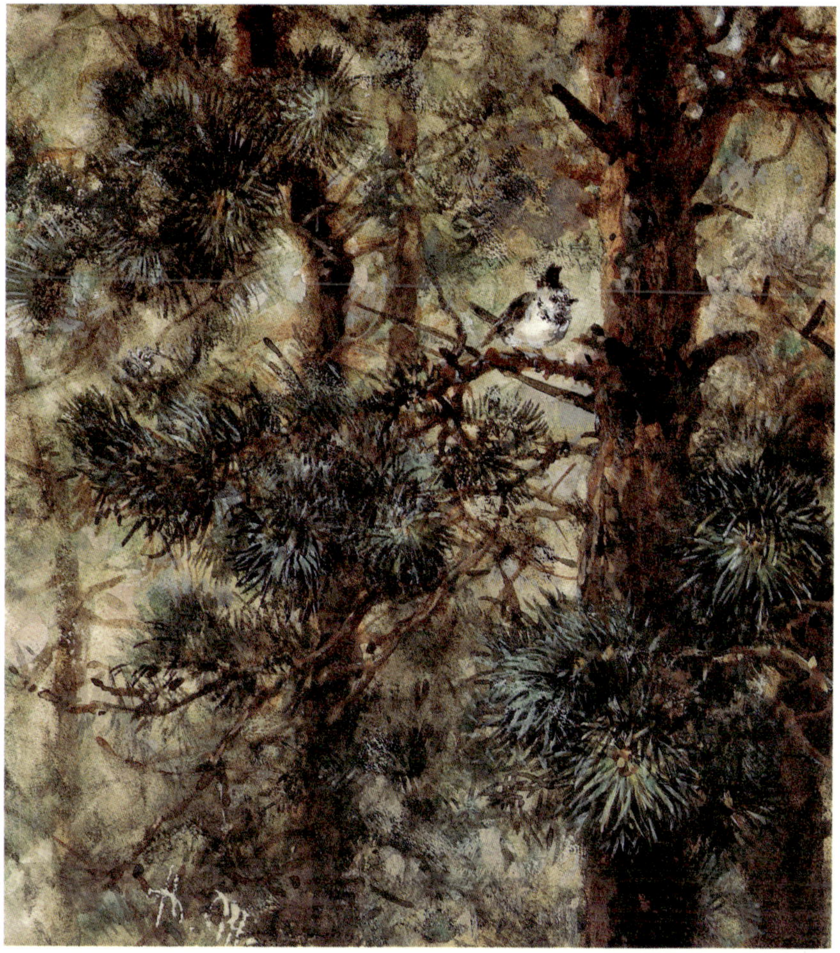

Der Ziehhund und die Katze

Gouache
13,3 x 22,8 cm
Kat. 1018

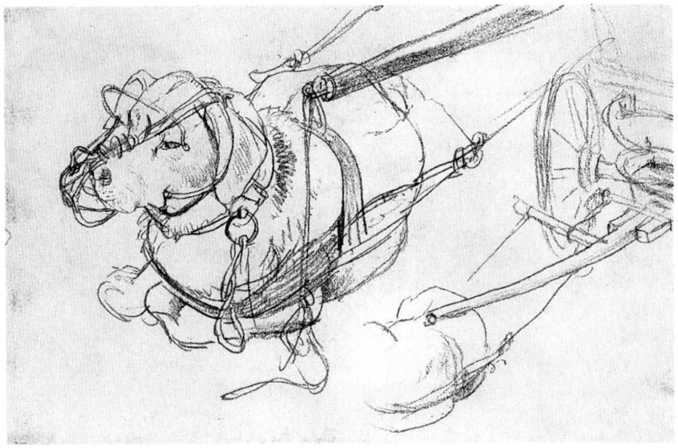

N 2226

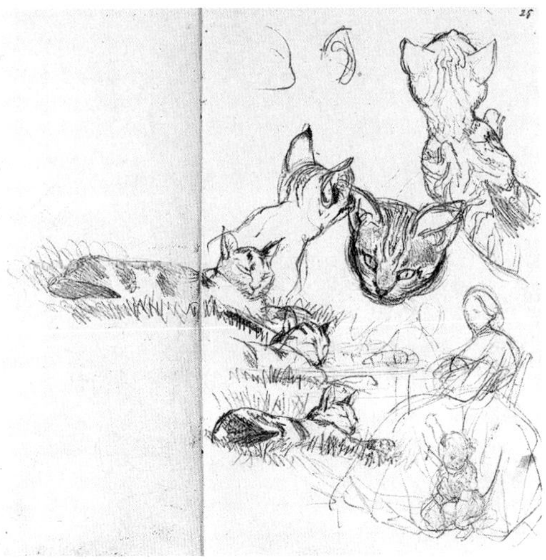

Skizzenbuch 1863/64, S. 24/25

Welch ein gegensätzliches Paar. Der erschöpfte Ziehhund, der unter der Deichsel des Karrens im Rinnstein der holprigen Straße eingeschlafen ist, und die Katze an der Kellertreppe, die gespannt lauernd, ohne erkennbar von dem Hund Notiz zu nehmen, unternehmungslustig in die entgegengesetzte Richtung schaut. Der Tierfreund, der Menzel bekanntermaßen war, muß diese Karrenhunde mitleidigen Auges betrachtet haben. Damals war es üblich, daß sie Gefäße mit Milch, Wasser oder Abfällen und ähnliche Lasten von Haustür zu Haustür zogen. Bereits im Skizzenbuch von 1839/46 finden sich rastende Ziehhunde, aus dem Fenster hinab gesehen. Menzels Empfänglichkeit für das Verhalten der Tiere entwickelt das Erzählerische hier aus dem Gegensatz ihrer so unterschiedlichen Situationen heraus.

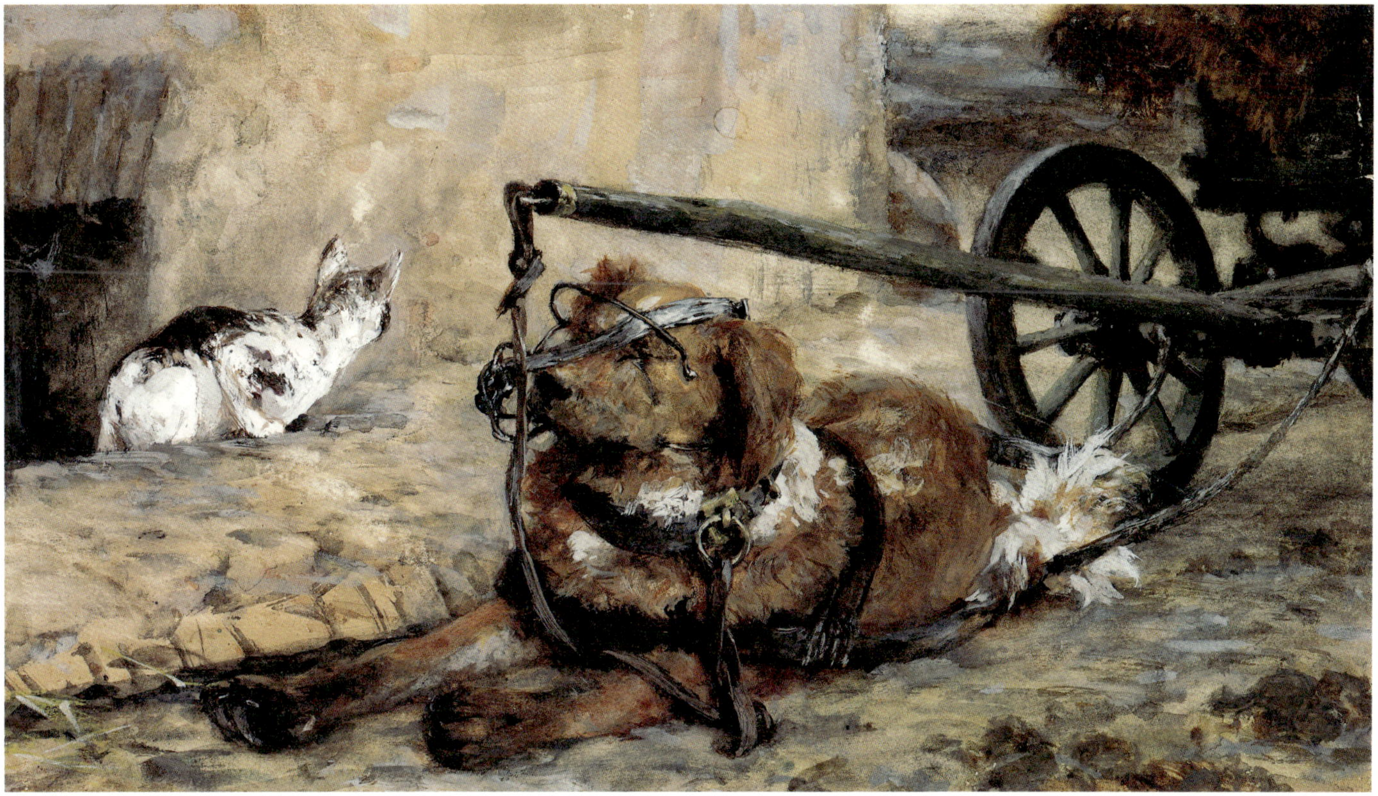

Die Ratte im Rinnstein

Gouache
8,3 x 14,2 cm
Bezeichnet unten rechts: A. M.
Kat. 1022

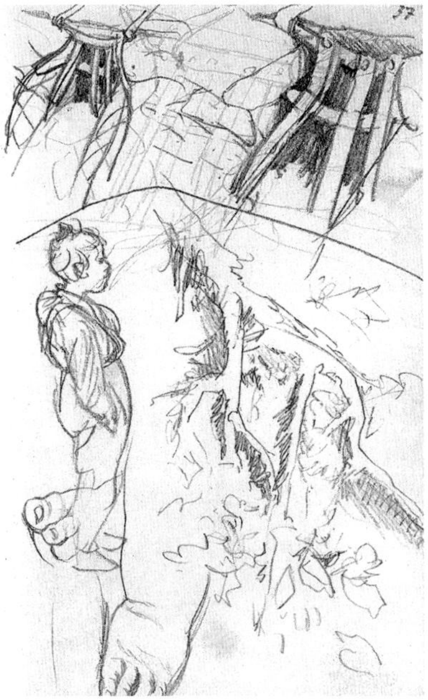

Skizzenbuch 1863/64, S. 27

Von Menzels ans Skurrile grenzender Tierliebe berichtet der Maler Albert Hertel: Wegen einer Maus, die die Nachtruhe der Familie Krigar-Menzel wiederholt gestört hatte, beschloß der Familienrat, eine Falle aufzustellen. Nachdem die Maus endlich darin gefangen saß, wurde sie unter die Lampe gestellt und gezeichnet. Die Schwester Menzels wollte der »sentimentalen Sitzung« endlich ein Ende machen und das Tier ersäufen. Menzel aber und sein Schwager Krigar protestierten, und beide trugen die Maus nachts bis ans Ende der Ritterstraße, um sie beim Kottbusser Feld in Freiheit zu setzen.* Natürlich scheut sich Menzel auch nicht, die Hausratte – nichts anderes als eine größere Maus – in den Kreis der Tiere des Kinderalbums einzubeziehen. Vom eisernen Gitter des Gullys gibt es Skizzen aus den Jahren 1863/64. Mit dem Weghuschen des dunklen Großstadtbewohners ist seine Wesensart treffend charakterisiert. In nuancenreichen Schmutztönen des Rinnsteins mit angedeuteten Abfällen, einer Eierschale, steht zugleich die verbreitete Abneigung gegen die Ratte vor aller Augen.

* Vgl. Albert Hertel: Erinnerungen an Menzel. Süddeutsche Monatshefte, Jg. 9 1911/12, Bd. 1, S. 786–793, zitiert nach Gisold Lammel (Hrsg.): Exzellenz lassen bitten, Leipzig 1992, S. 92

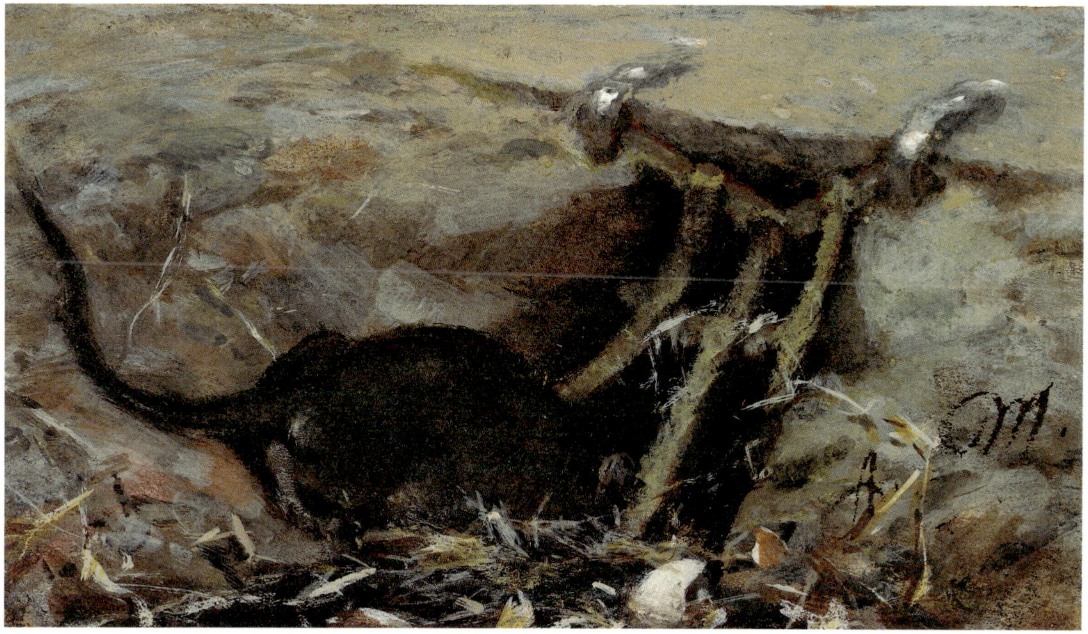

Haus im Abbruch

Gouache
21,4 x 18,4 cm
Bezeichnet unten rechts: A.M
Kat. 1017

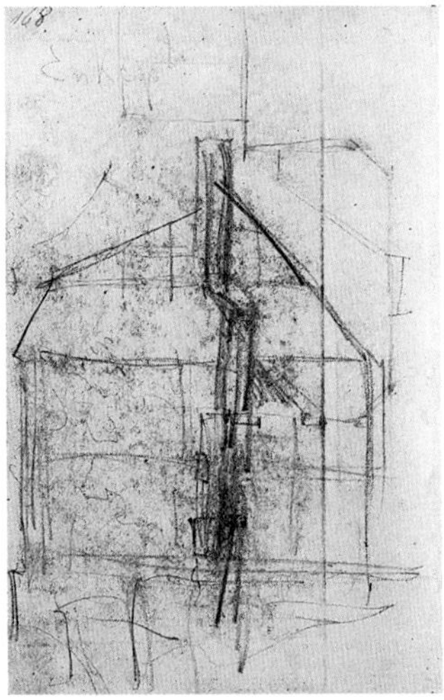

Skizzenbuch 1863/64, S. 168

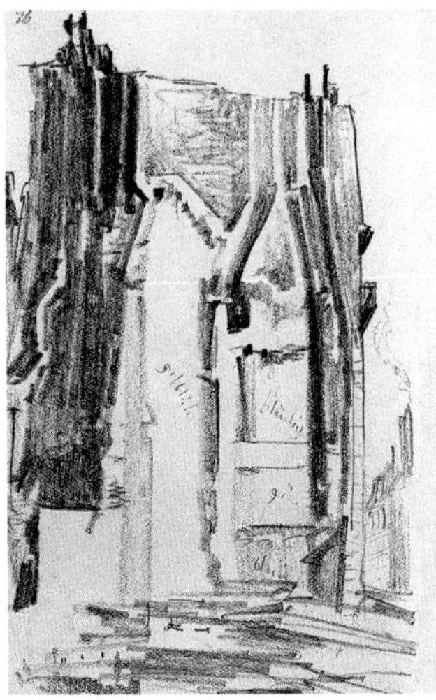

Skizzenbuch 1868, S. 76

Auch Zerstörung und Verfall – Begleiter des Industriezeitalters – werden von Menzel gesehen und mit diesem Bild in das Album aufgenommen. Die deprimierende Silhouette eines abgerissenen Hauses zeichnet sich an der hohen Brandmauer des Nachbargebäudes ab. Reste von Wandfarben der einstigen Zimmer, Tapetenfetzen und der dunkle Schornsteinschacht, der freiliegt wie eine verödete Schlagader, zeugen von Vergangenheit. Scheinbar anspruchslos, hat dieses Sujet singulären Charakter, denn wann wurde bis zu jener Zeit eine Mietshausruine zum einzigen Bildgegenstand erhoben? Signalhaft kommen hier die beunruhigenden Begleiterscheinungen von Wachstum und Veränderung der Großstadt ins Bild.
Im rückwärtigen Deckel des Skizzenbuchs von 1863/64 findet sich das Vorbild, stark verwischt, mit unleserlichen Notizen, vielleicht zur Farbe, und der Beschriftung »Enkepl.«[atz]. Im Gemälde »Pariser Wochentag« von 1869 kehrt das Motiv der farbigen Überbleibsel der Zimmerwände und der Schornsteinzüge eines Abbruchhauses wieder, diesmal nach einer im Pariser Skizzenbuch von 1868 festgehaltenen Studie.

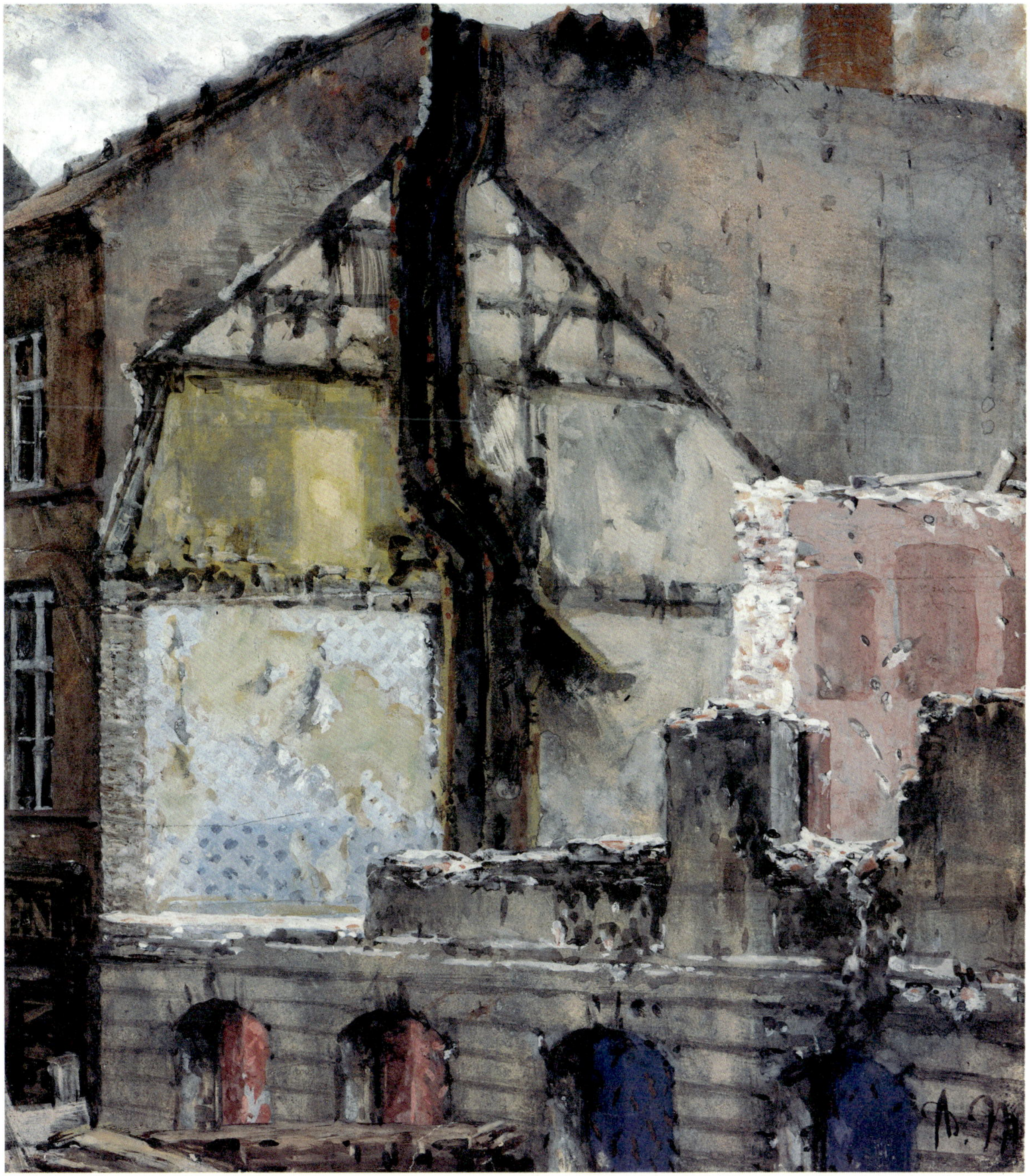

Waldboden mit Eichhörnchen

Gouache
16,3 x 21,4 cm
Bezeichnet unten links: Ad. Menzel.
Kat. 1054

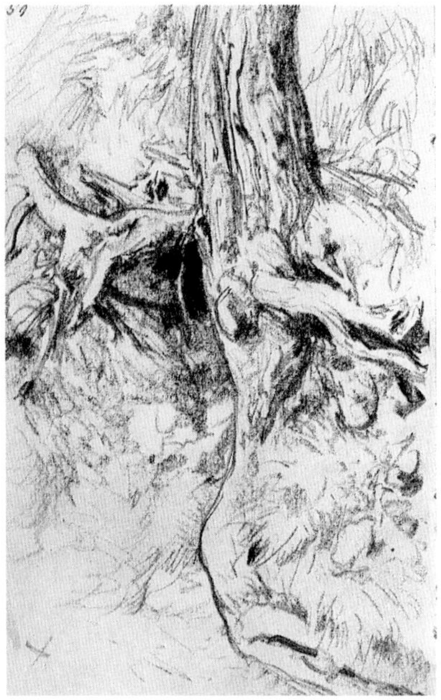

Skizzenbuch 1880, S. 51

Sicher ist es kein Zufall, daß einige der extrem aufeinandertreffenden Bilderwelten sich bereits in einem Skizzenbuch – dem von 1863/64 – begegnen. Es enthält nicht nur die Studie zum Abbruchhaus, sondern, neben dem Zebra und der Schnecke, auch etliche Studien zum Eichhörnchen. Unter dem Schutz einer knorrigen Baumwurzel huscht es, kaum wahrnehmbar, durchs hohe Gras des kleinen sonnendurchleuchteten Waldstückes. Eng begrenzt im Blickwinkel spiegelt sich dennoch die friedvolle Stimmung eines ganzen Waldes wider, die kein Detail zu stören vermag. Daß das Blatt zu denen gehört, die Menzel später überarbeitete, macht eine Baumstudie von 1880 deutlich, nach der er der Wurzel wahrscheinlich erst dann ihre prägnante Gestalt gegeben hat.

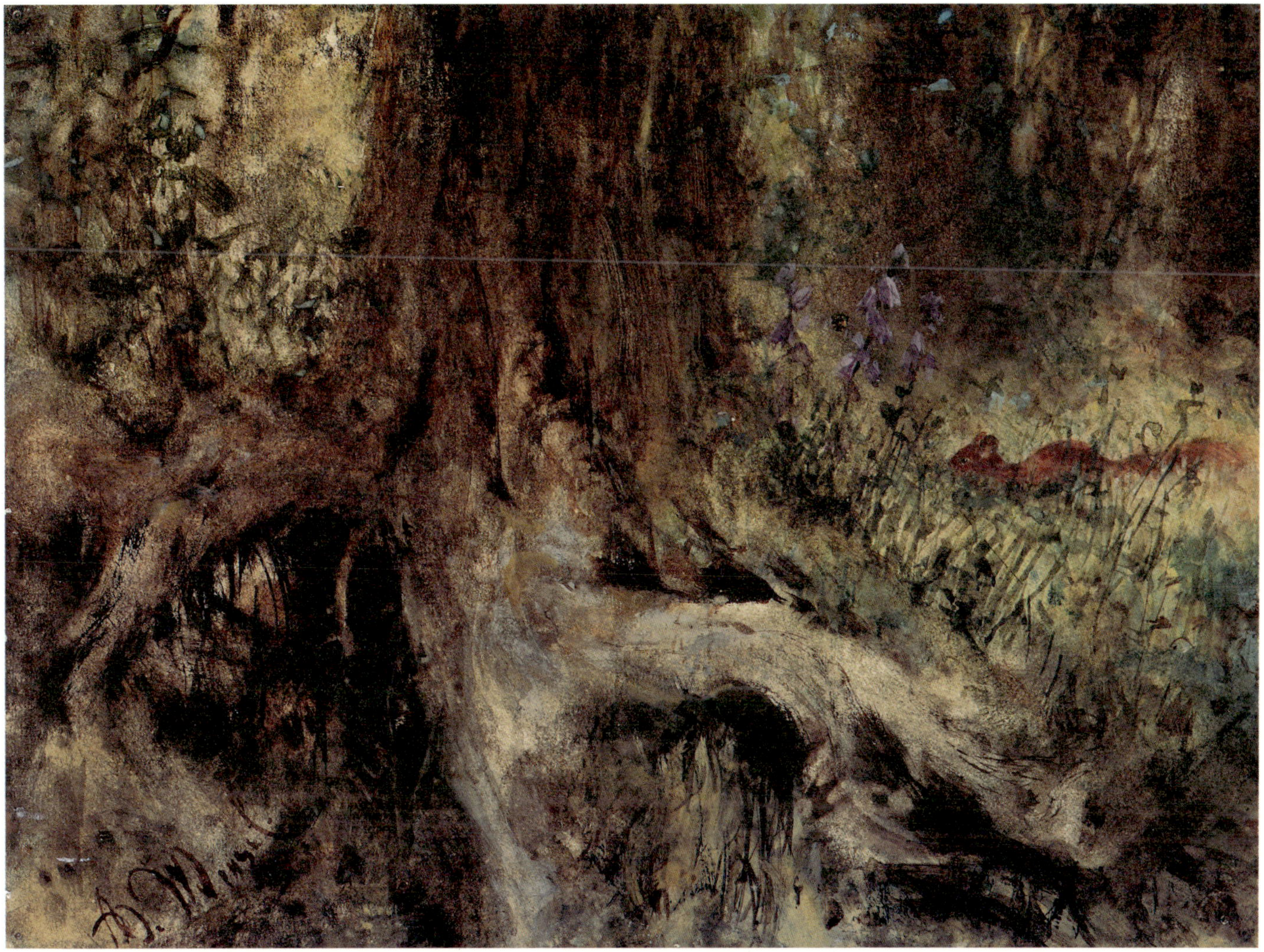

Zwergpapageien in einer Volière

Gouache
12,6 x 9,9 cm
Kat. 1033

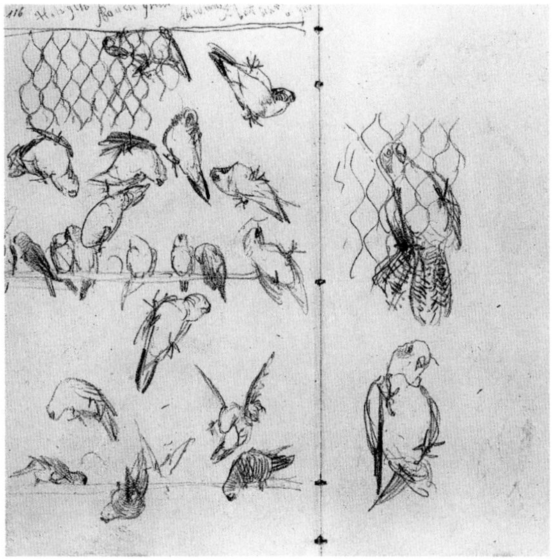

Skizzenbuch 1867/68, S. 93/94

Die überraschende Modernität Menzels, die alle Konvention beiseite lassen kann, manifestiert sich nicht zuletzt in einigen Blättern des Kinderalbums mit extremen Ausschnitten und ungewöhnlicher Optik. Hier wird der Betrachter genötigt, sich in die Augenhöhe des Kindes zu versetzen. Sein in unterster Ecke der Komposition auftauchendes Gesichtchen wird derart an zwei Seiten angeschnitten, daß hauptsächlich die aufgerissenen, nach oben gerichteten Augen beeindrucken. Sie blicken auf die hinter den dichten Drahtmaschen einer Volière flatternde Schar bunter Papageien. Nur Menzels jüngerer Zeitgenosse Edgar Degas – ein Verehrer der Kunst Menzels – hat in vergleichbar subjektiver Beobachtungsweise den flüchtigen Augenblick in Motiven gegenwärtigen Lebens festgehalten.

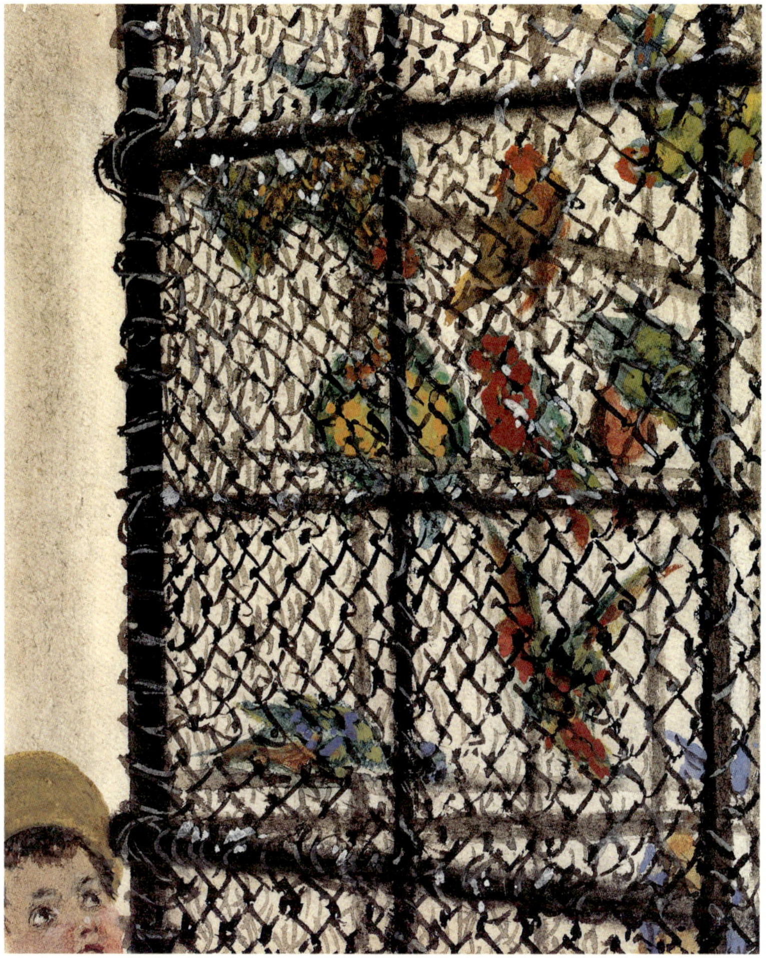

Der rote Ara und Kakadus

Gouache
15,3 x 9,9 cm
Bezeichnet unten Mitte: A. M.
Kat. 1032

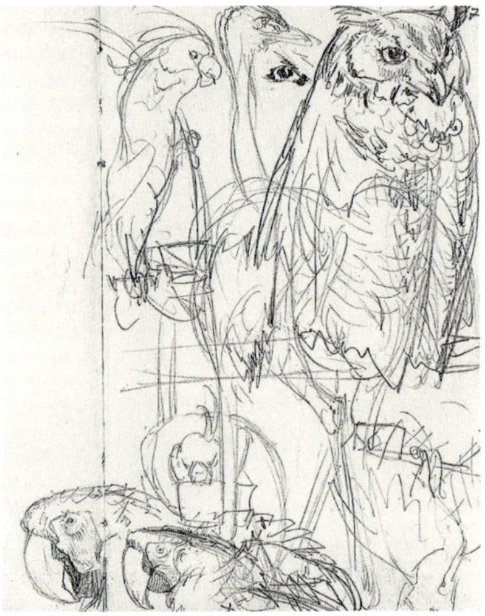

Skizzenbuch 1863/64, S. 7

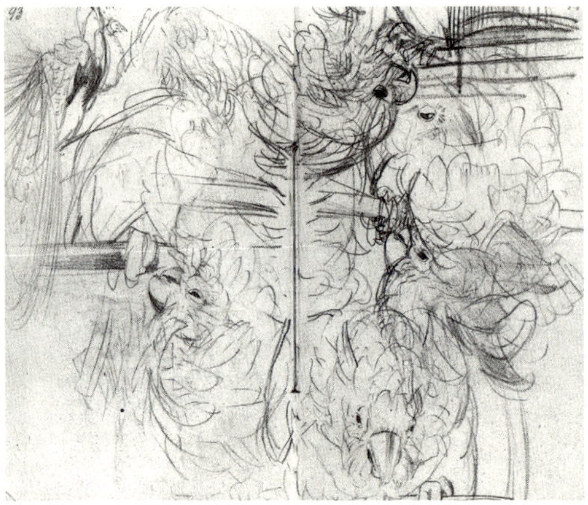

Skizzenbuch 1867/68, S. 93/94

Von Menzels Neigung für die exotischen schönen Papageienvögel sprechen nicht allein viele Zeichnungen, die in zoologischen Gärten nach ihnen entstanden. Der Maler Paul Meyerheim erzählt in seinen Erinnerungen an den Freund: »An das alte Haus in der Marienstraße stieß ein Gärtchen und auf die blaugrau getünchten Mauern derselben hatte er zur Freude der Kinder seiner Schwester neben einer Gartenlaube in Lebensgröße in Öl einige Papageiständer gemalt, auf denen verschiedene Araras und Kakadus kreischten...«.*
Hier hebt sich, in kleiner Version, die ruhevolle Würde eines prachtvoll leuchtend roten Aras, der sich über den metallenen Napf beugt, beeindruckend vor dem weißen Gefieder zweier flügelschlagender Kakadus ab. Ein melancholisch dreinschauender Pavian im Käfig unter den Vögeln versucht zwischen den Stäben nach dem weißen Irrwisch zu greifen, der vielleicht gerade am lautesten kreischt.

* Paul Meyerheim: Adolf von Menzel. Erinnerungen, Berlin 1906, zitiert nach Gisold Lammel (Hrsg.): Exzellenz lassen bitten, Leipzig 1992, S. 172

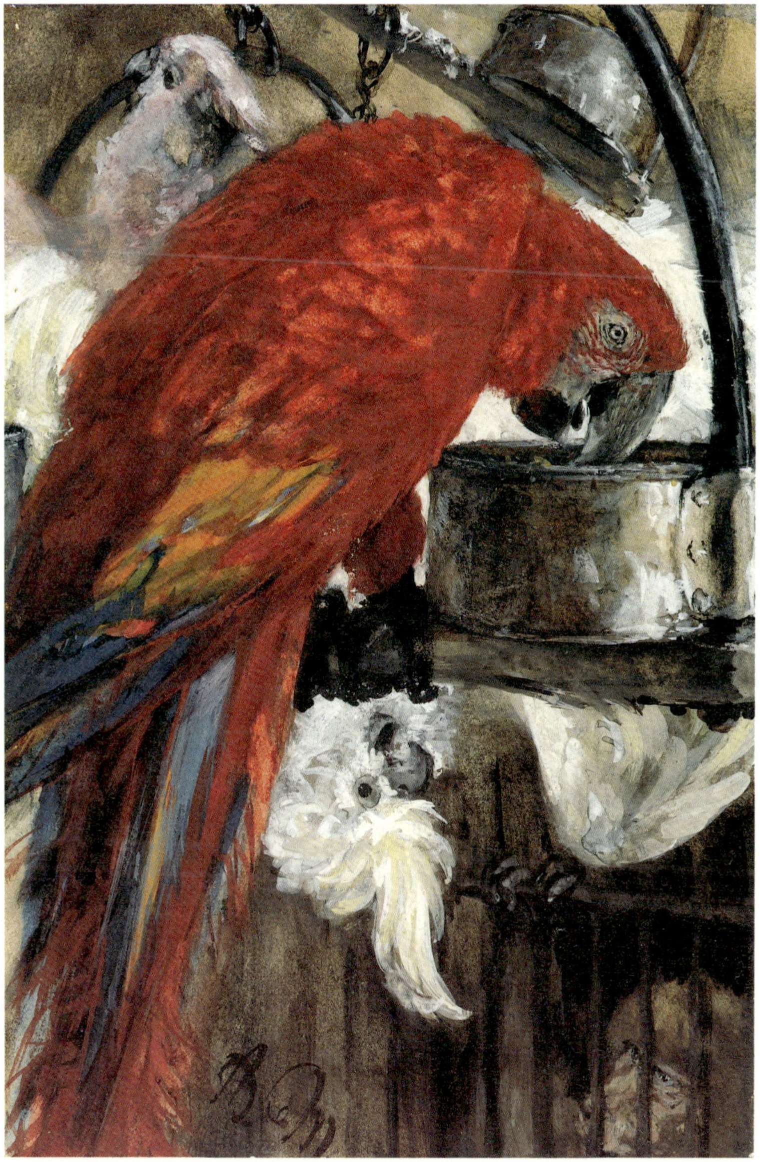

Damwild im Gehege

Gouache
21,6 x 26 cm
Bezeichnet unten rechts: A. M. 1863.
Kat. 1028

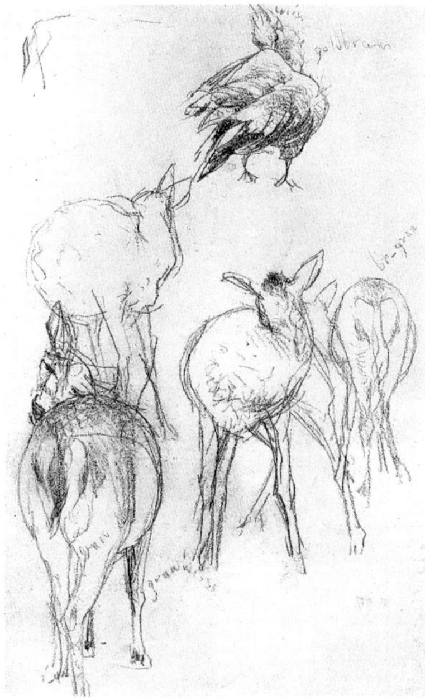

N 2193

1844 wurde auf dem Gelände der ehemaligen königlichen Fasanerie im Berliner Tiergarten der erste zoologische Garten Deutschlands eröffnet. Der Tierfreund Menzel gehörte zu seinen treuesten Besuchern. Zeichnungen aus allen Jahren zeugen davon. Der Architekt August Strack, der die Tierhäuser entworfen hatte, verhalf einst dem jungen Menzel binnen kurzem zu Kenntnissen der Perspektivlehre.
Zwanzig Jahre später – Menzel unterwirft längst Perspektivgesetze eigenem Ausdruckswillen – führt er den Betrachter mitten unter die Tiere in das hölzerne Freigehege, in dem auf sandigem Boden kleine Birken wachsen. Überraschend scheinen nun die sommerlich gekleideten Besucher hinter den Gitterstäben die eigentlichen Gefangenen zu sein. Am Gitter des rechten Bildrandes sind von ihnen nur noch die Spitzen zweier Spazierstöcke existent, von denen der geduldige Hirsch sich kraulen läßt: eine ganz und gar auf die Spitze getriebene Begegnung zwischen Tier und Mensch!

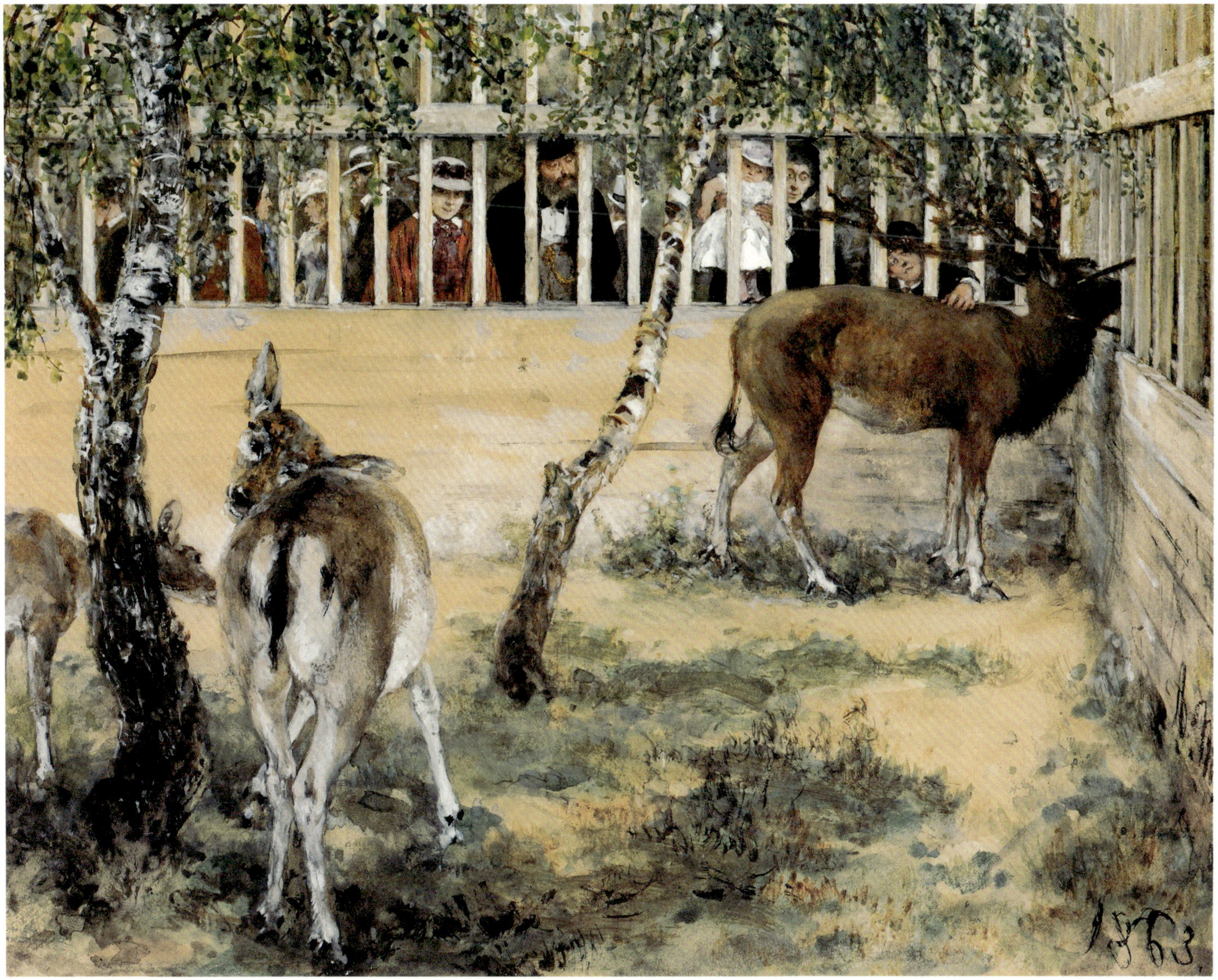

Drei Bären im Käfig

Gouache
20,7 x 24 cm
Bezeichnet links unten: Ad. Menzel
Kat. 1025

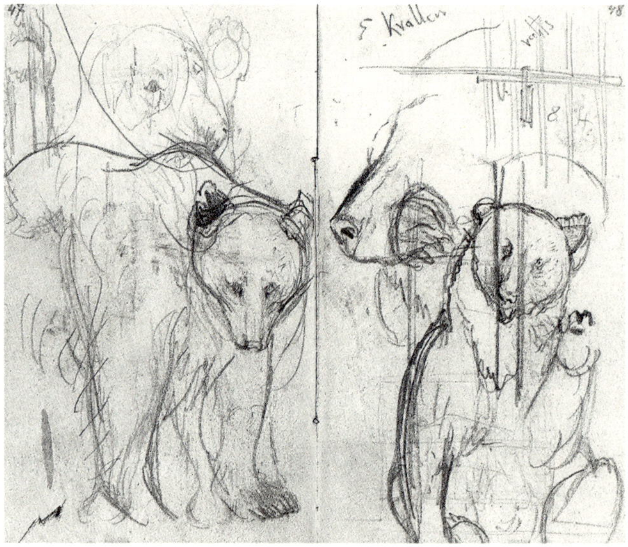

Skizzenbuch 1867/68, S. 47/48

Schon wieder wird die Perspektive zwischen Mensch und Tier gewechselt. Konträr zum vorigen Bild der Hirsche erscheinen die Bären hier wahrhaftig wie Gefangene eingesperrt, und der Bildbetrachter nimmt zugleich auch die Rolle des Zoobesuchers ein.
Mit klagenden Blicken schauen zwei der Bären durch die Eisenstäbe des eng vergitterten Fensters, ein dritter im Hintergrund wendet sich ab. Auch in der Farbgebung – dunkel und eintönig – könnten Resignation und Gefangenschaft dieser Geschöpfe nicht mitleidheischender zur Schau gestellt werden.

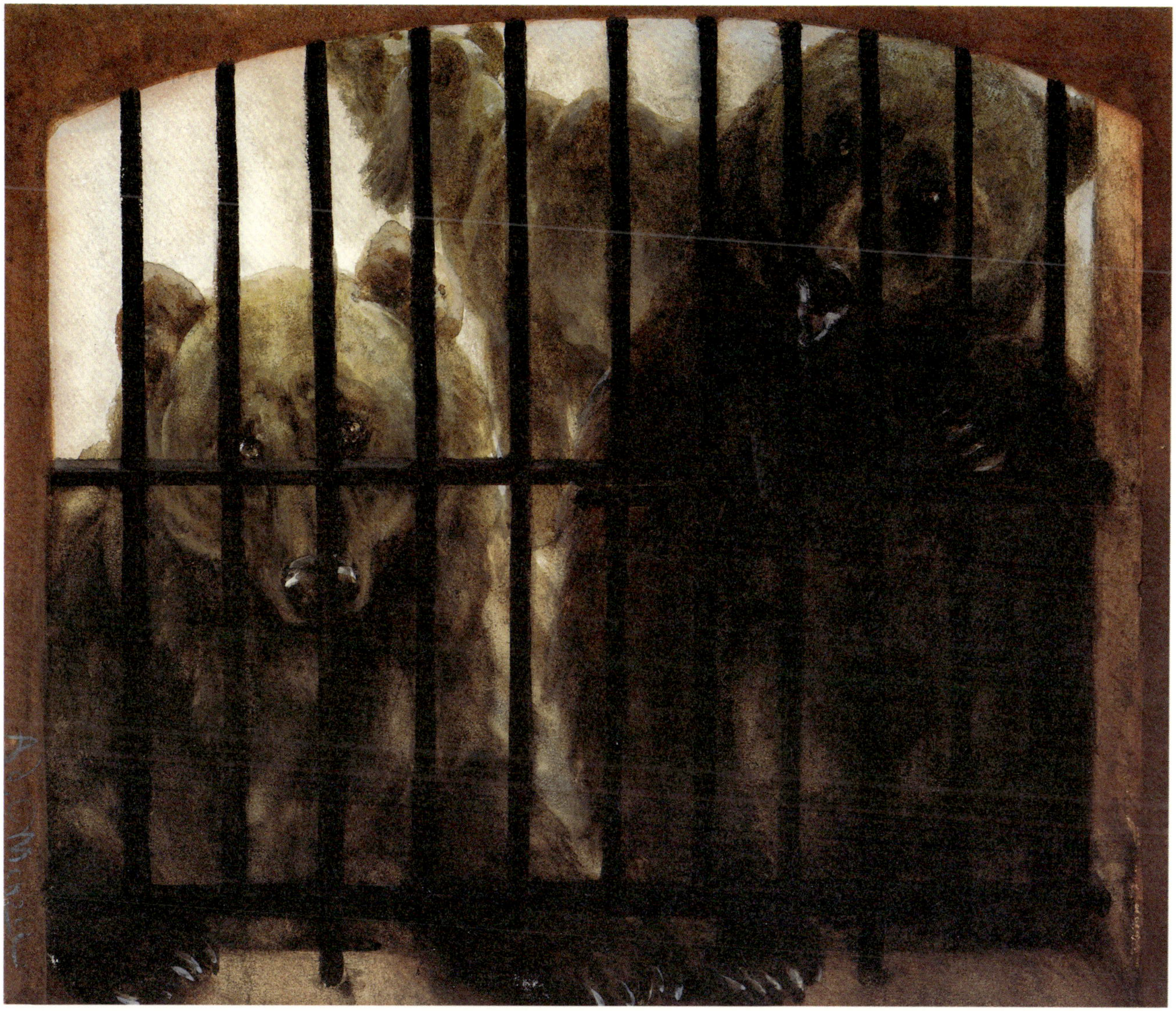

Der Emu

Gouache
25 x 11,1 cm
Bezeichnet unten rechts: A. M.
Kat. 1035

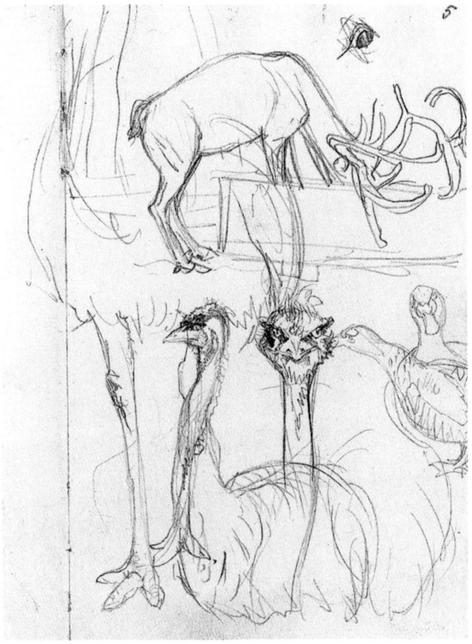

Skizzenbuch 1863/64, S. 5

Der Emu, damals auch holländischer Kasuar genannt, ist ein kleinerer Straußenvogel aus Australien. Über sein Leben in der Freiheit war zu Menzels Zeit noch wenig bekannt.

Das gleichmäßig braune Gefieder läßt Hals und Kopf fast frei. Vom Kasuar unterscheidet er sich durch das Fehlen des hohen verhornten Helms auf dem Kopf und der Klunkern am Hals. Verkümmerte Flügel und Schwanzfedern werden durch starke dreizehige Laufbeine wettgemacht.

Menzels Bild erfaßt das imposante Tier sehr charakteristisch in vollem Lauf. Frontal bewegt es sich auf den Betrachter zu, dessen Blick vom wippenden Wehen des Federkleides, wie es sich vor dem ganz im Vagen verbliebenen Hintergrund abhebt, gefesselt sein muß. Das betont Ausschnitthafte des schmalen Hochformats, wodurch Kopf und seitliches Gefieder gekappt werden, steigert auf raffinierte Weise den Bewegungsakzent, so daß der große Vogel, der nicht fliegen kann, gemäß seinem aus dem Portugiesischen herrührenden Namen »Ema di gei – Kranich der Erde«, auf wundervolle Weise porträtiert erscheint.

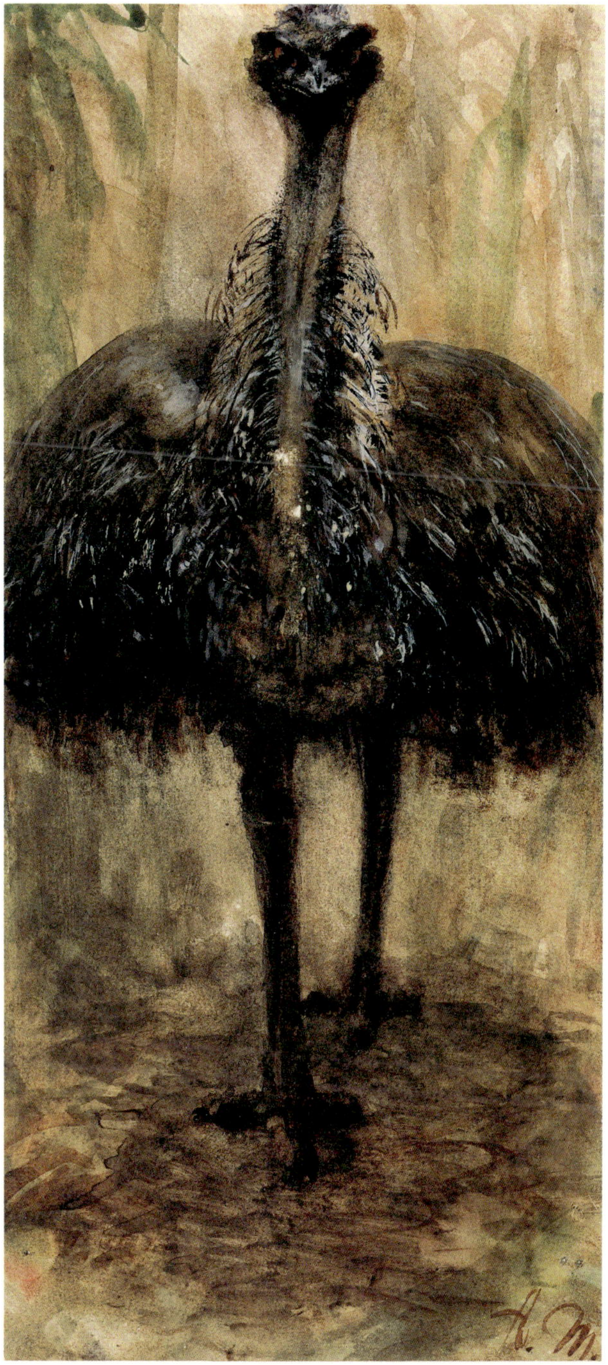

Der Yak-Stier im Bambus

Gouache
19,6 x 24,9 cm
Bezeichnet unten links: Ad. Menzel.
Kat. 1027

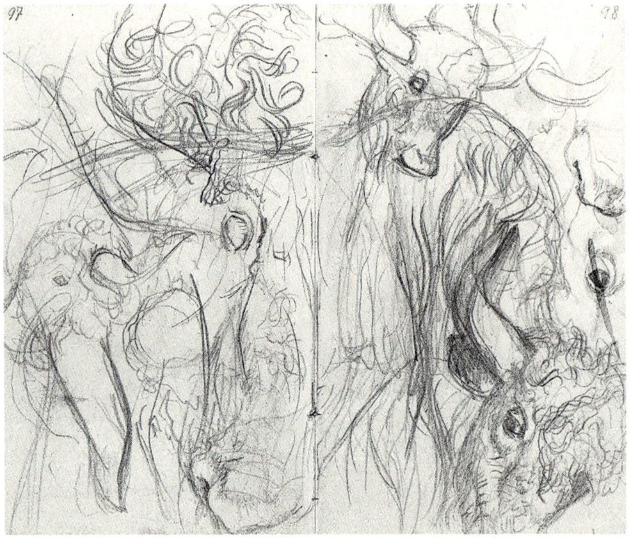

Skizzenbuch 1867/68, S. 30

Auch der Yak, in den Hochebenen Tibets beheimatet, wird im zoologischen Garten beobachtet. Menzel zeigt ihn hier in nicht völlig einsehbarer Situation durch ein Bambus-Dickicht brechend oder vielleicht darin liegend, obwohl Bambus nicht zur Vegetation seines Herkunftslandes gehört. Das eng begrenzte Blickfeld scheint der Wiedergabe eines spannungsvollen Bewegungsablaufes des mächtigen Tierkörpers entgegenzustehen, der in seiner dunklen Masse nur zum Teil sichtbar ist. Die Teilnahme des Betrachters wird sogleich auf das kleine glänzende Auge im gehörnten Haupt mit dem lockigen Fell auf der Stirn gelenkt. Weniger ist also die Darstellung kraftvoller Bewegungen eines schönen starken Tierkörpers beabsichtigt, wie sie im 19. Jahrhundert etwa die neubarocke Bildhauerkunst liebte, als vielmehr das Enthüllen der fremdartigen Kreatürlichkeit.

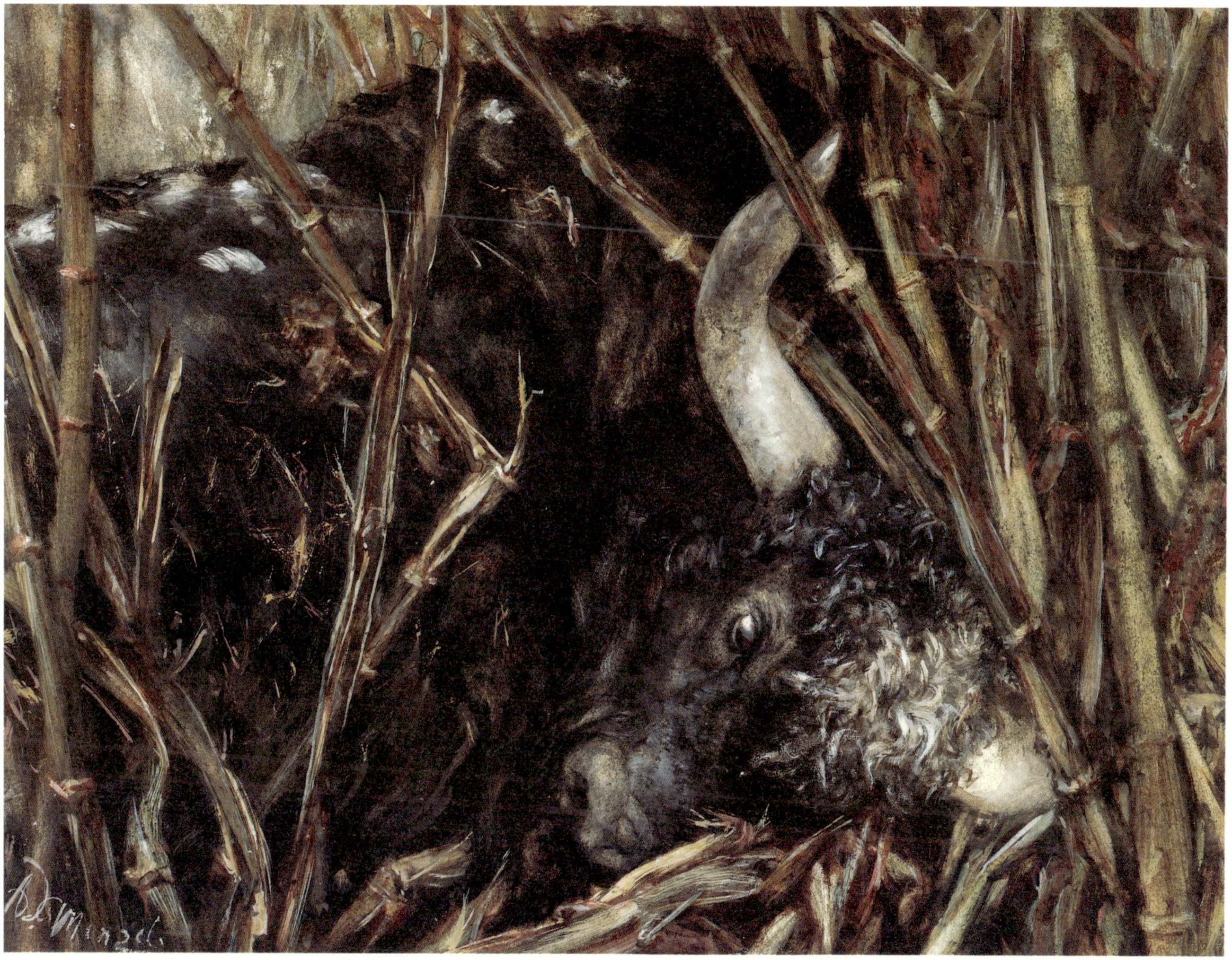

Der Uhu im Dickicht

Gouache
29,1 x 17,1 cm
Bezeichnet unten Mitte: Ad. Menzel 83
Kat. 1053

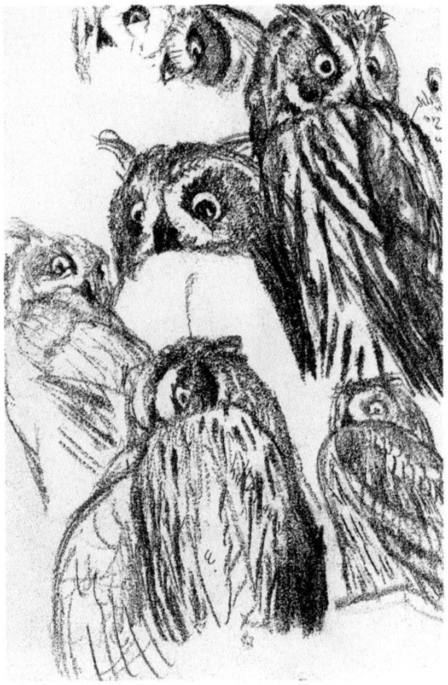

N 2996

Undurchdringlich und kaum durchschaubar ist dieses Dickicht eines düsteren Waldinneren. Wahrscheinlich handelt es sich hier nicht um eine reine Neuschöpfung von 1883, sondern um die Überarbeitung eines älteren, vielleicht unvollendet gebliebenen Blattes. Es wurde erkennbar eine Synthese vollzogen: der anscheinend in amorphen Farbflecken verschwimmenden Gegenständlichkeit des Unter- bzw. Hintergrundes mit der detaillierten, spitzpinseligen Farbkonstruktion des Vordergrundes in Gestalt des Geästes. Menzel hat hier nicht wie gewöhnlich vieldeutige Farbpartien allmählich mit der konkreten Form des Gegenstandes zugedeckt. Vielmehr blieb der grob hingestrichene Grund unverändert. Wie ein zweites Bild schiebt sich dann der hohe feingliedrig struppige Nadelbaum netzartig vor diesen graubraunen Grund, der sich erst bei eingehender Betrachtung als steile Felsennase vor einer dunklen Schlucht zu erkennen gibt. Hoch oben im Versteck haust mit gelb glimmenden Augen der Schuhu.

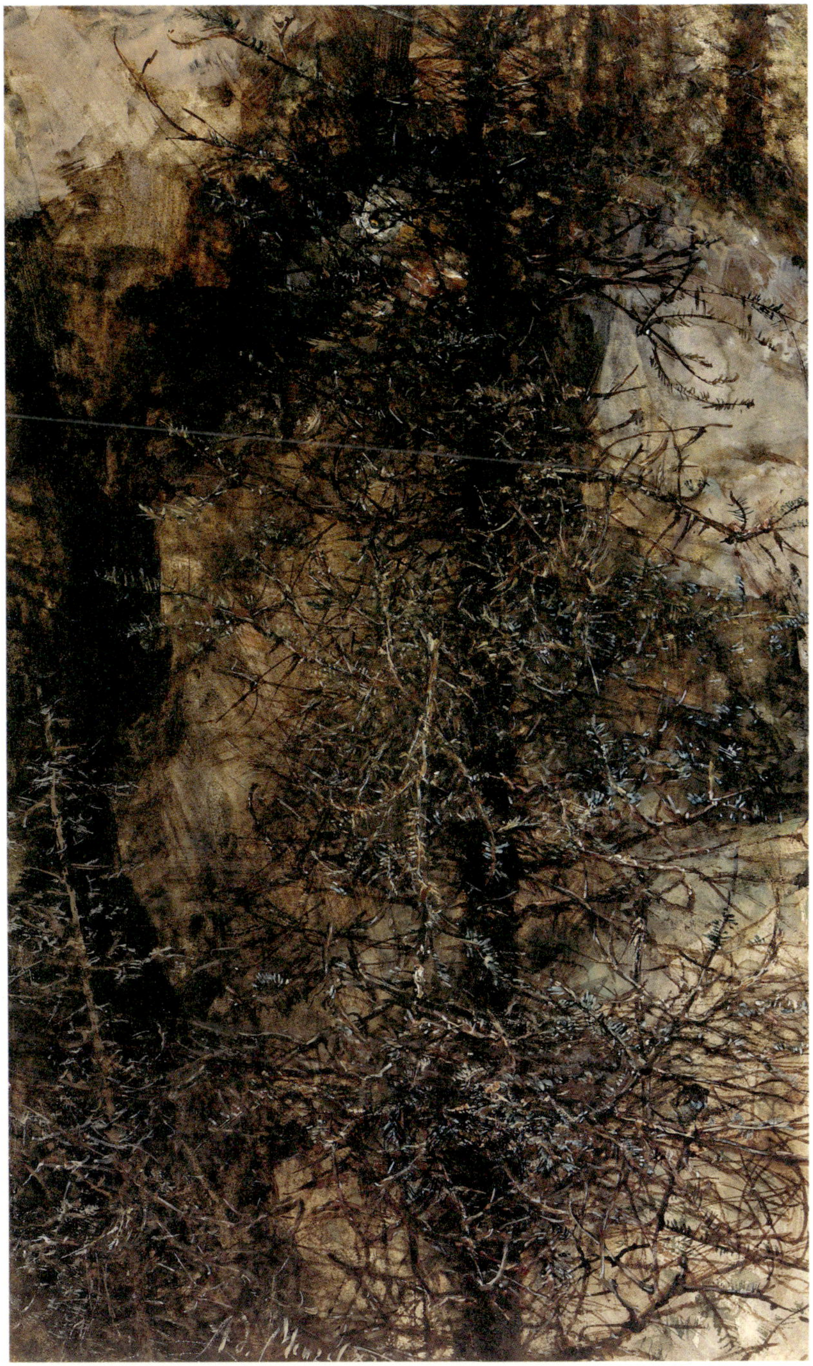

Baumstumpf mit Rotkehlchen und Wiedehopf

Gouache, 17,2 x 11,4 cm
Bezeichnet unten links: Ad. Menzel 83
Kat. 1052

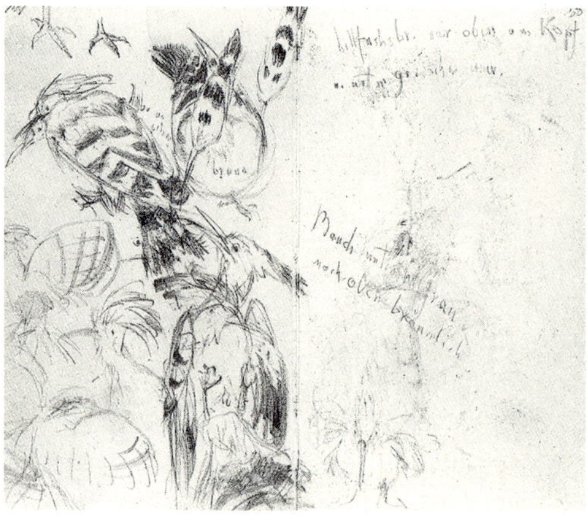

Skizzenbuch 1883, S. 149/50

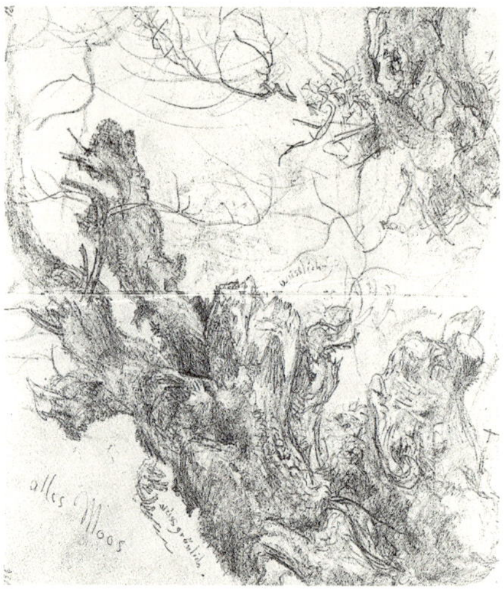

Skizzenbuch 1883, S. 125/26

Zu den erst 1883 vollendeten drei Arbeiten gehört dieser Blick in einen verwunschen anmutenden Waldwinkel. Es ist das Jahr, in dem alle Blätter des Albums Menzels Händler Hermann Pächter übergeben werden. Anders als im Bild »Der Uhu im Dickicht« ist die Malerei hier – analog seiner Methode in der Gouache-Technik später Jahre – mosaikartig vom Grund zur obersten Schicht aufgebaut. Eine dichte Malhaut, unendlich reich an Nuancen der Farbtöne zwischen Licht und Schatten, verkörpert diesen wogenden spätromantischen Waldtraum mit durchaus impressionistischen Mitteln. Für den Stumpf einer alten Weide, das Wurzelholz, Moos, Blumen und Wiedehopf waren zur gleichen Zeit Naturstudien entstanden. Sie sind im Stil malerischer als die Skizzen der sechziger Jahre, die häufig Vorbilder hergaben für die Kompositionen des Kinderalbums. Dem phantastischen Eindruck dieses dämmrigen Waldfleckens liegt reale Naturkenntnis zugrunde. Der Wiedehopf nistet gern in Baumhöhlen alter Weiden, das Rotkehlchen im Moos zwischen Wurzeln.

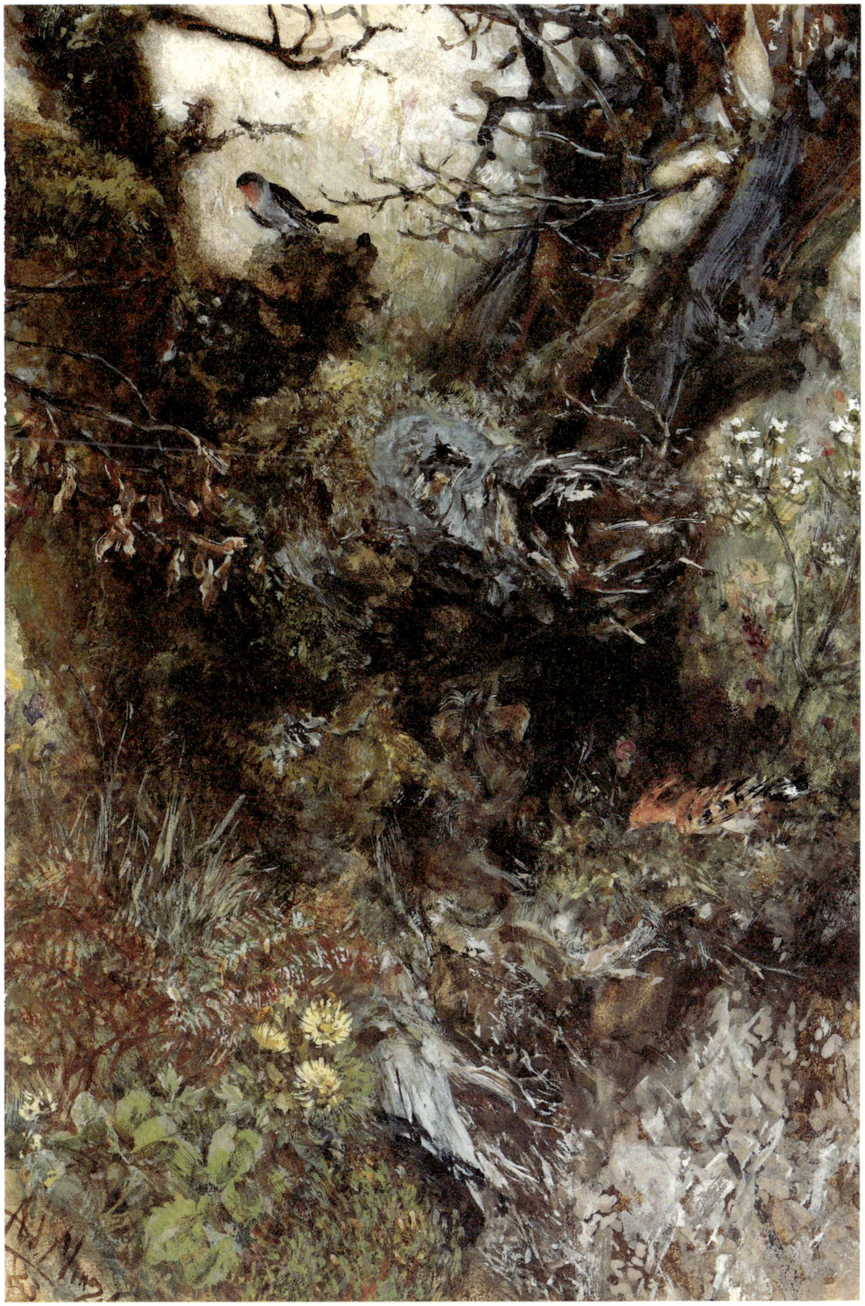

Das Kalb

Gouache
23,3 x 33,4 cm
Bezeichnet unten rechts: Adolph Menzel
Kat. 1019

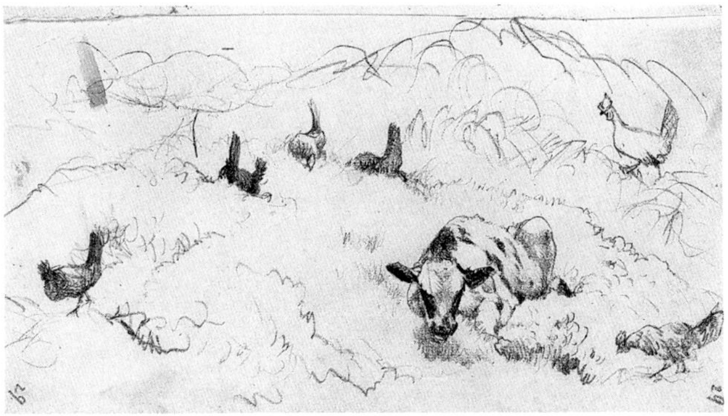

Skizzenbuch 1855, S. 29

In einem frühen Skizzenbuch von 1855 findet Menzel die Idee zu diesem Bild. Nun liegt das Kalb nicht mehr im Freien, sondern im engen Bezirk einer Hofecke inmitten der Utensilien ländlicher Wirtschaft. Dennoch stellt sich der Eindruck einer freundlichen Idylle her. Dem erdfarbenen Stroh im Vordergrund, auf dem das dösende Tier ruht und Hühner scharren, steht in der oberen Bildhälfte die besonnte Bretterwand gegenüber, vor der grüne Blattranken wehen und zarte rote Blüten sprießen. Ein heller Weg daneben führt durch das Gatter hindurch in die lichte Ferne eines Sees. Menzels Auge entgeht im Beieinander der Dinge selten Widersprüchliches, manchmal erwächst einer Szene gerade aus diesem subjektiven Blick ein über das Abbild hinausgehender Sinn.

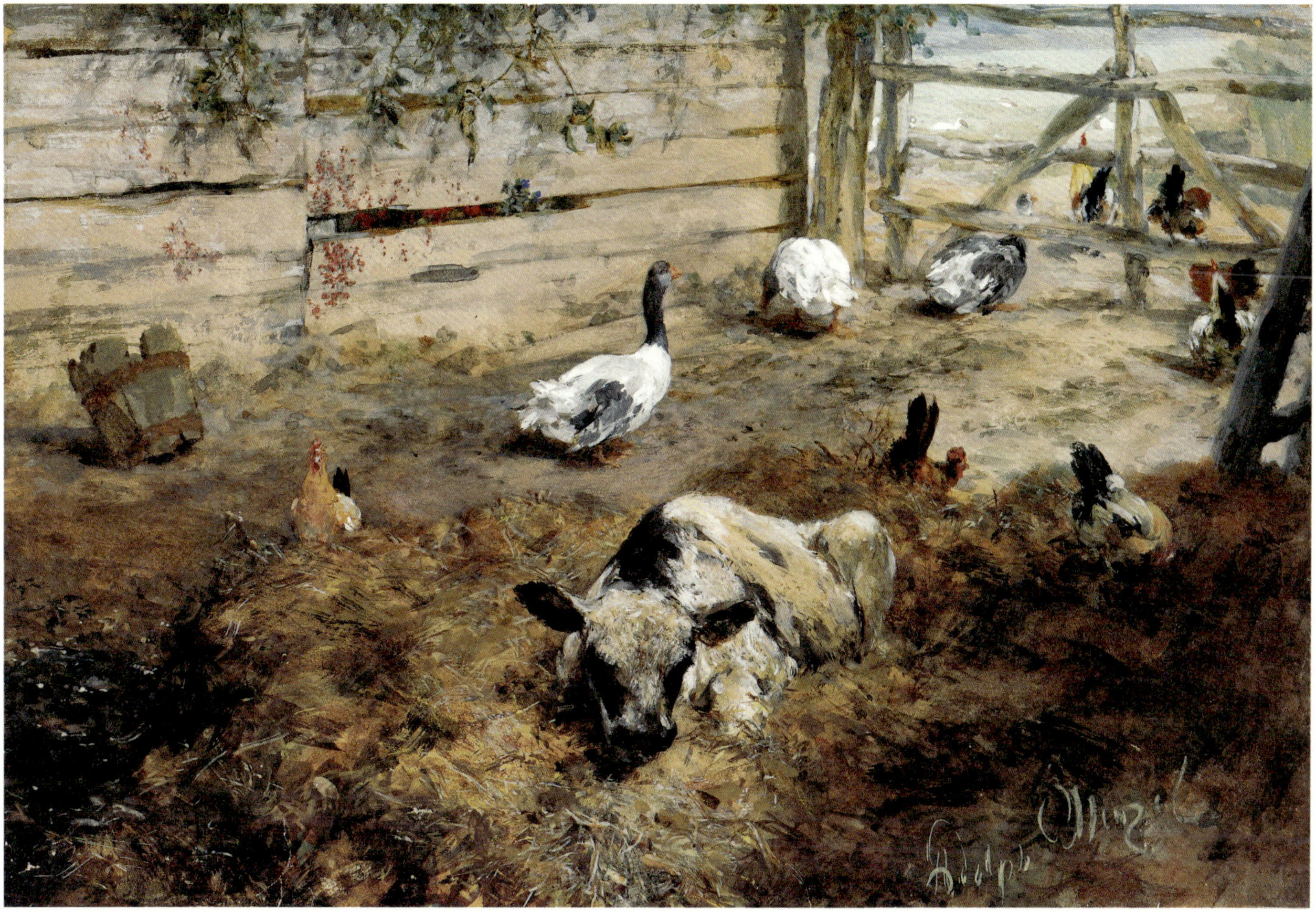

Blumen mit einem Schmetterling und Schnecke

Gouache, 15,3 x 9,9 cm
Bezeichnet links unter der Mitte: Ad. Menzel
Kat. 1048

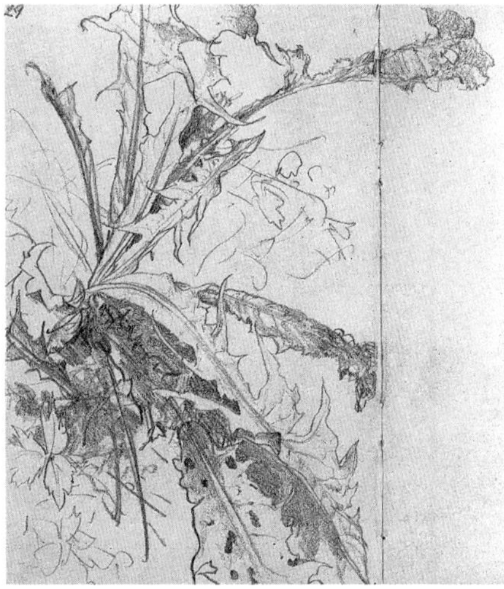

Skizzenbuch 1875, S. 29

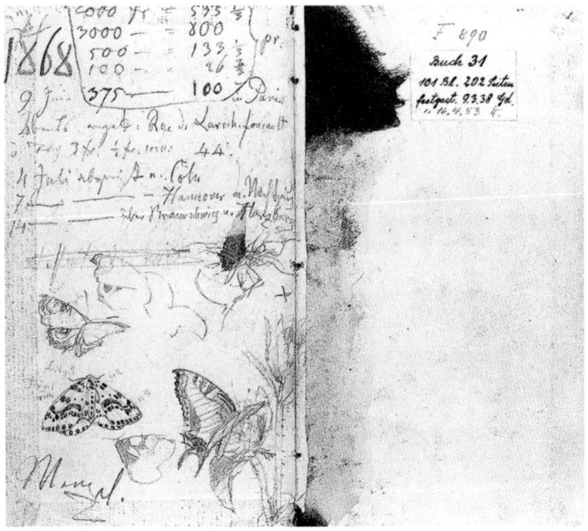

Skizzenbuch 1868, S. 1 und Innendeckel

Wiesenstücke, Gräser und Blumen finden sich in den Skizzenbüchern von 1875 und 1883, der Distelfalter bereits im Buch von 1868. Die Farbkomposition verdichtet alle Einzelstudien zu einem wuchernden Wiesenstück, das gleichsam aus dem Blickwinkel der Weinbergschnecke gesehen wird, von unten in die Gräser hinauf. Wenn Menzel sich der Realität auch fast immer in Studien versichert hat, schließt das keinesfalls ihre phantasievolle Veränderung im Bild aus. Sein Anliegen kann es nicht sein, jede Einzelheit des Naturvorbildes zu erfassen, wie es etwa Albrecht Dürers »Rasenstück« auszeichnet. Einmal mehr ist es der eigenwillige Blick, der hier waltet, als dessen Spiegelbild diese Pflanzenwelt üppigste Pracht eines Sommertages verkündet. Schmetterling und Schnecke führen darin einen Dialog zwischen Himmel und Erde.

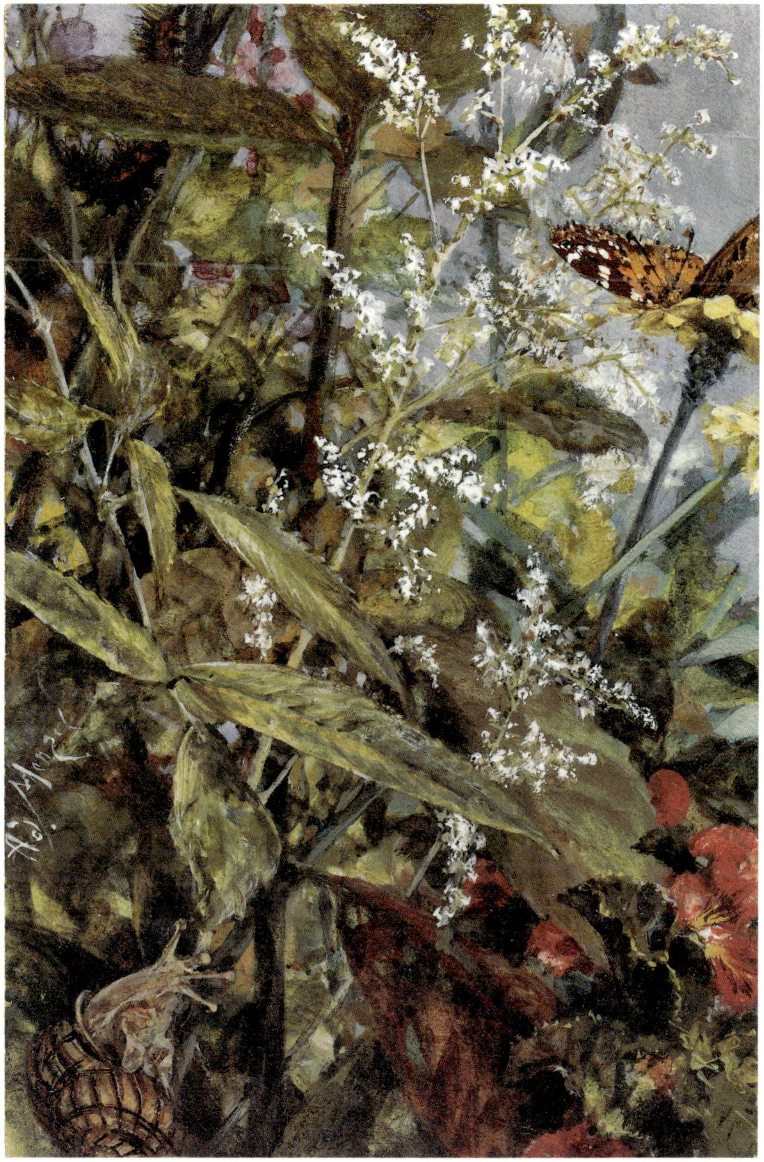

Die Ohreneule

Gouache
14,2 x 11,4 cm
Kat. 1037

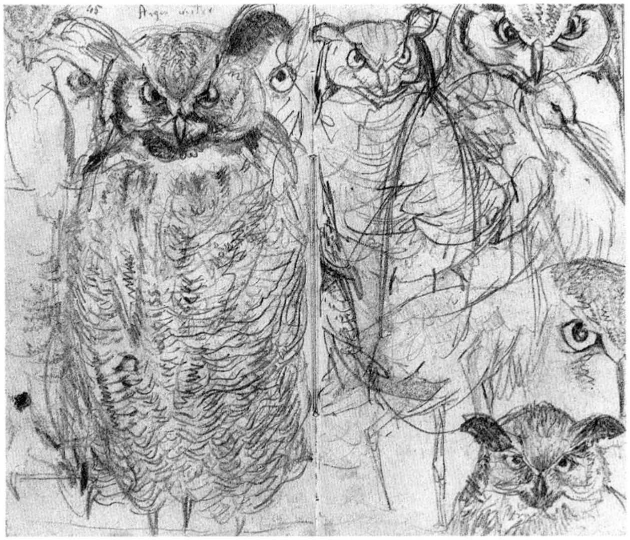

Skizzenbuch 1867/68, S. 45/46

Viele Blätter des Kinderalbums sind jeweils einem Tier gewidmet. Ein Porträt also? Gewiß keine Darstellung für ein zoologisches Lexikon. Menzels immerwährendes psychologisches Interesse am Ausdruck von Gesichtern macht vor der Kreatur nicht halt. Er beabsichtigt durchaus, etwas von der Individualität seiner »Modelle« zu erfassen.
Viele Male beobachtet und zeichnet Menzel Eulen, zu denen auch der Uhu und die ihm ähnliche, etwas kleinere Ohreneule gehören. Beide haben die typischen Ohrbüschel und tragen ein dunkel oder heller rostbraun und schwarz geflammtes Federkleid. Im Skizzenbuch von 1867/68 ist die Eule deutlich als mächtiger Raubvogel charakterisiert. Abweichend von der Zeichnung hockt sie nun kleiner, beinahe rührend, wie aufgeplustert da, ein paar der hellen Federchen sind zu Boden gefallen. Ihre dunklen Flügel sind leicht gelüftet – wie rechts zu sehen, die runden Augen halb geschlossen.

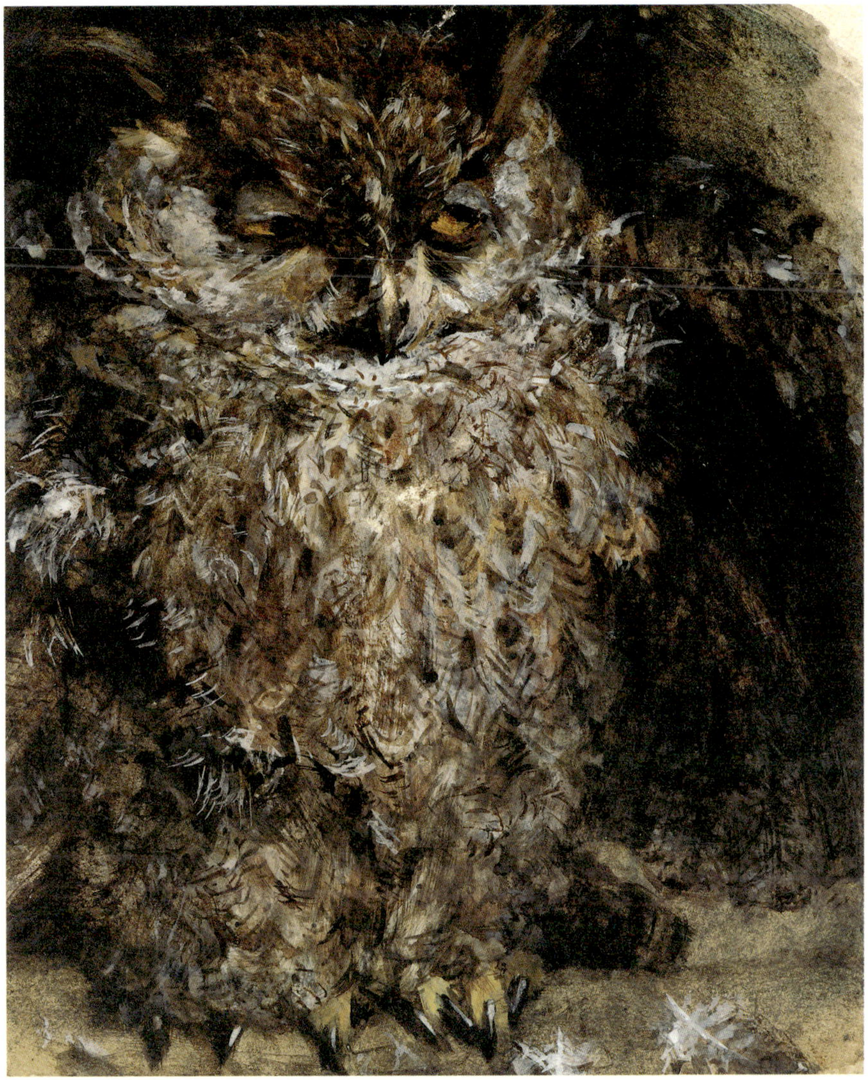

Der weisse Pfau mit Truthenne und Hühnern

Gouache, 14,4 x 24,5 cm
Bezeichnet unten links: Ad. Menzel
Kat. 1041

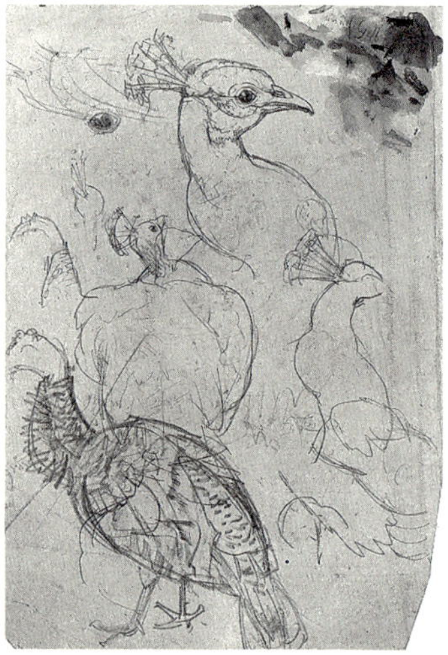

N 2234

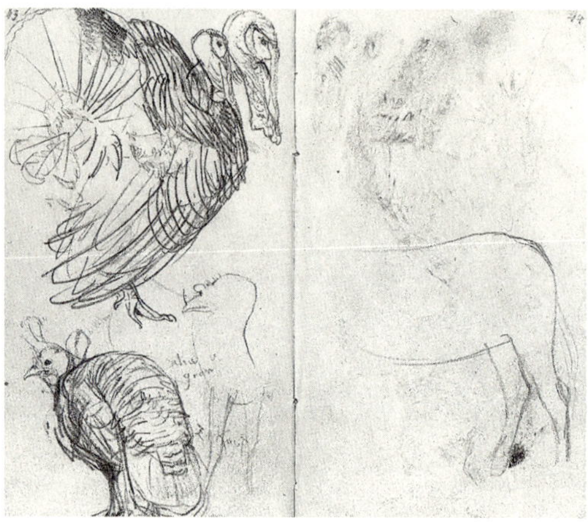

Skizzenbuch 1867/68, S. 43/44

Noch bevor Berlin seinen zoologischen Garten erhielt, gab es auf der romantischen Insel bei Potsdam, die einst Kaninchenwerder genannt wurde, nicht nur Büffelstall mit Teich und Gehege, Affenkäfig, Vogelhaus, Menagerie mit exotischen Tieren und eine Bärengrube, sondern auch ein Pfauengehege. König Friedrich Wilhelm II. gab der Insel den Namen »Pfaueninsel«. Sein Sohn und Nachfolger ließ dort die Tieranlagen ausbauen, und manchmal ist auch der junge Menzel während seiner Besuche bei dem Freund und Arzt Wilhelm Puhlmann in Potsdam zur Pfaueninsel gefahren. Dreimal wählt Menzel später Pfauen-Motive für das Kinderalbum. Hier wird phantasievoll eine wahrhaft königliche Hofhaltung um den weißen Pfau zelebriert. Gravitätisch stolziert er im kostbaren, langen Flügelkleid, das in feinen Farbreflexen schimmert, vor einem Gefolge anderen seltenen Geflügels. Nur die dunkelgrün und braun gefiederte Truthenne kehrt sich von ihm ab und nähert sich prosaisch dem wassergefüllten Keramiknapf.

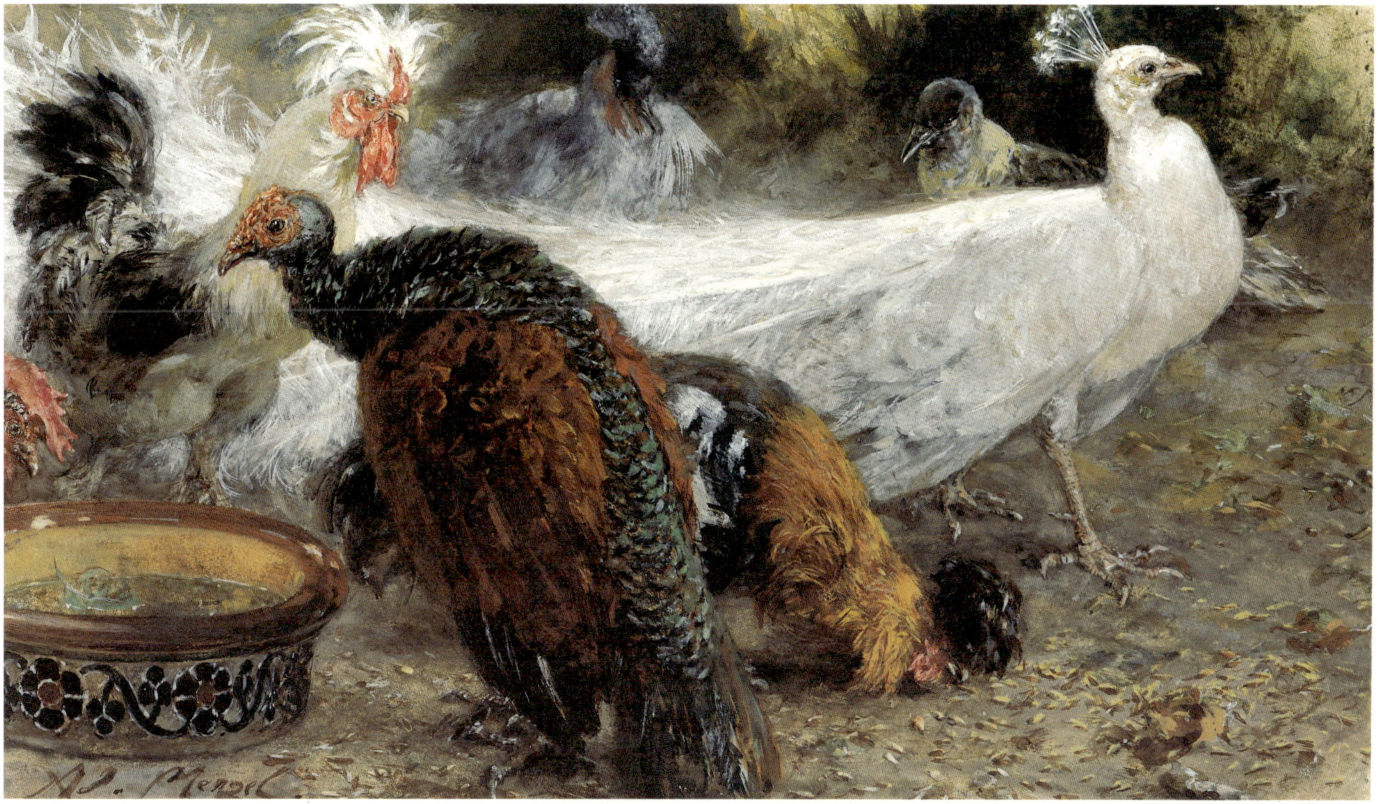
Ad. Menzel

Die zwei Pfauen

Gouache
10,7 x 19,3 cm
Bezeichnet unten rechts: Ad. Menzel
Kat. 1039

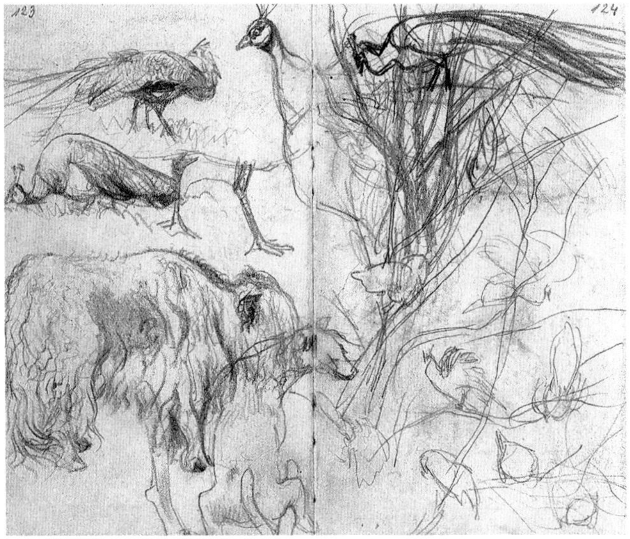

Skizzenbuch 1867/68, S. 123/24

Seit dem Altertum hat der Pfau seinen anspruchsvollen Rang in der Kulturgeschichte und einen festen Platz in der Kunst. Menzels Beobachtungen scheinen alledem fernzuliegen. Dennoch wird in der ausgewogenen Komposition beider edler Vögel auf knappem Raum mehr eingefangen als ein Abglanz ihrer altertümlichen Eleganz. Gedämpfte, aber intensive Töne von Stahlblau und Rostbraun rufen im Zusammenklang mit den braungrünen, nur ahnungsweise besonnten Tönen der Wiese den melancholischen Widerhall eines verträumten alten Parks hervor – ohne daß irgend etwas von diesem zu sehen wäre.

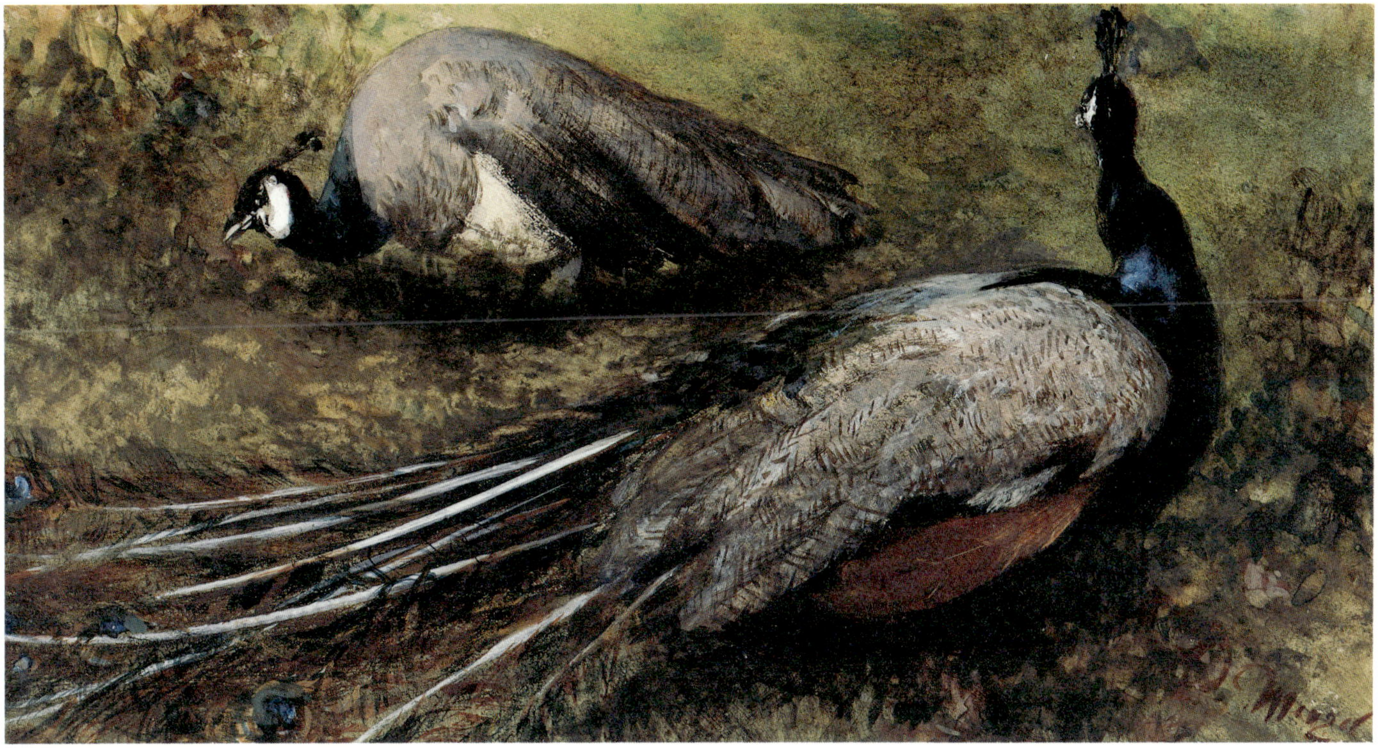

Waldboden mit der Eidechse

Gouache
12,4 x 11 cm
Bezeichnet unten links: A. M.
Kat. 1050

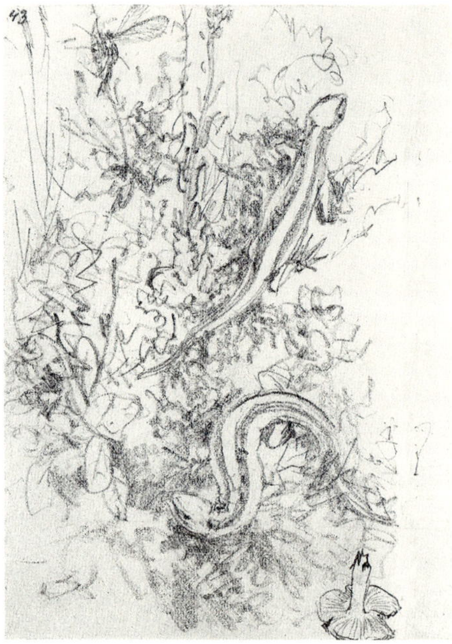

Skizzenbuch 1866/67, S. 43

Noch einmal fällt der Blick wie zufällig auf ein unscheinbares Fleckchen Erde. Ohne Horizont und anscheinend ohne kompositorisches Gerüst breitet sich der sandige Boden mit spärlichem kurzem Gras und vereinzelten zarten Blütenständen wie ein Teppich aus. Ein märkisch anmutender trockener Heideboden ohne räumliche Atmosphäre.
Das genauer sehende Auge entdeckt einige Pilze und die Eidechse. Sie sowie der abgebrochene umgedrehte Pilz werden aus dem Skizzenbuch von 1866/67 übernommen. Additiv stellt sich dennoch eine kleine Welt her, die in der Beliebigkeit des Ausschnitthaften zugleich den Gedanken an das unendliche Chaos der Natur anklingen läßt.

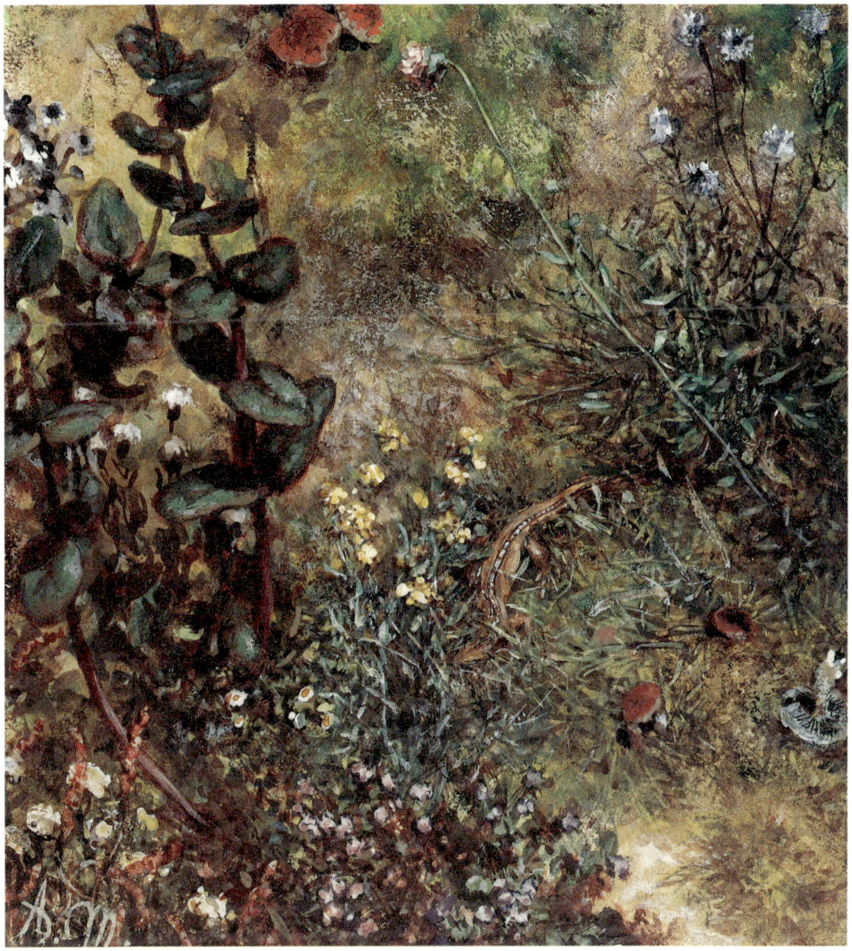

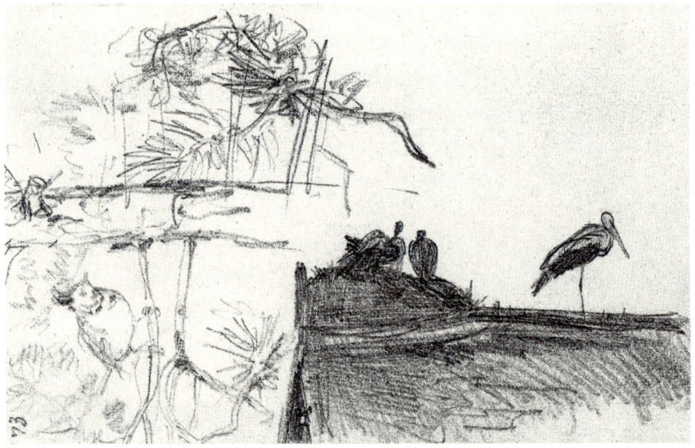

Skizzenbuch 1866/67, S. 73

Das Storchennest auf dem Strohdach

Gouache
23,3 x 19,1 cm
Bezeichnet unten rechts: A. M.
Kat. 1015

Die kleine, nach der Natur 1866/67 entstandene Skizze eines Storchennestes auf dem Dachfirst genügte als Anregung zu diesem Bild ländlichen Abendfriedens. Das Nest mit den Jungen und dem abseits stehenden Storch thront nun auf dem hohen Rieddach eines Bauernhauses. In der homogenen Farbigkeit brauner Töne verschmelzen menschliche Behausung, Bäume und Nest zu einem Gleichnis friedlicher Natur, das den Betrachter Ruhe und Geborgenheit empfinden läßt. Dem steht mit dem nächsten Blatt ein kongeniales Pendant entgegen: Dort endet der Abend mit dem Untergang der Sonne längst noch nicht.

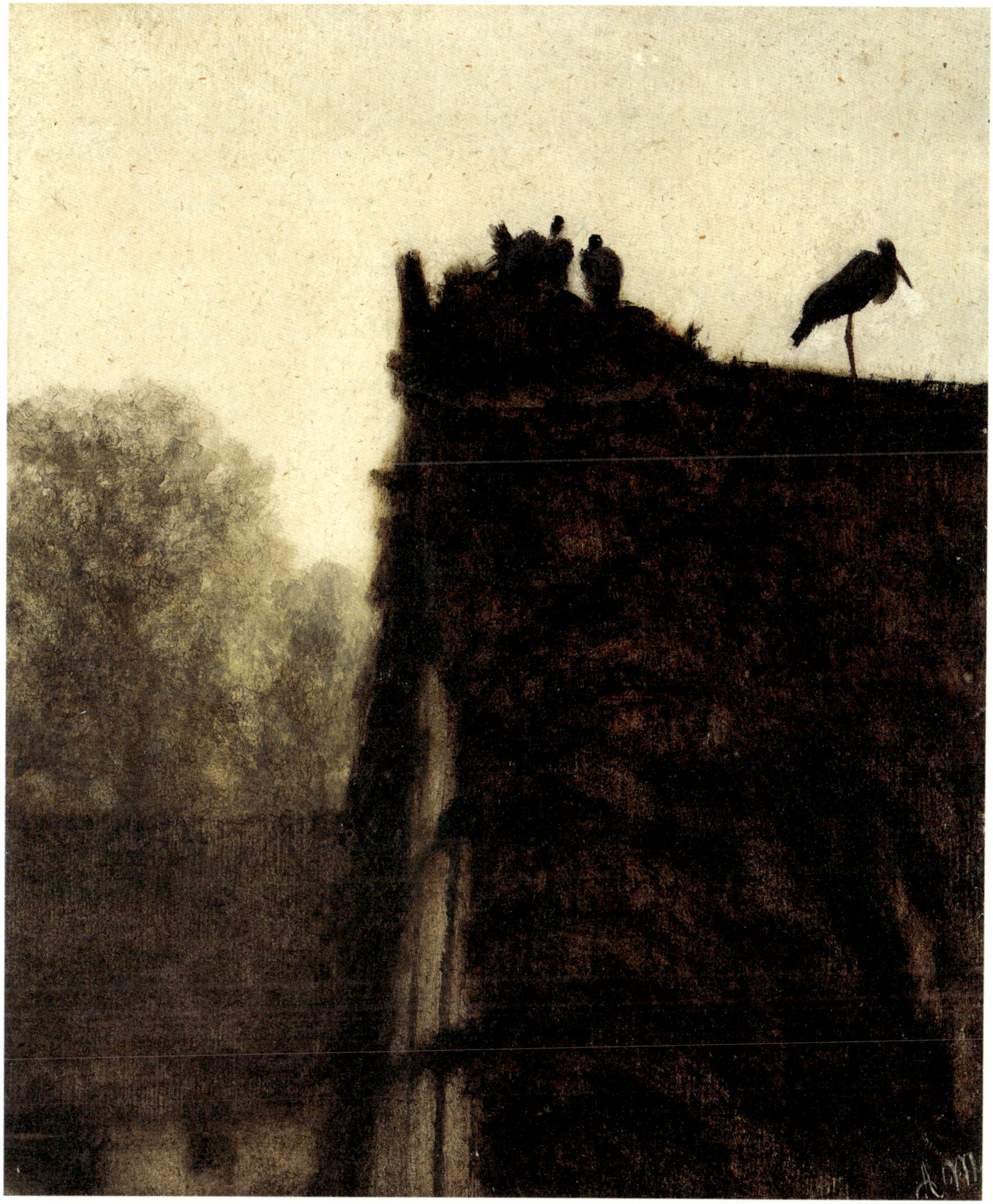

Hausecke bei Mondschein

Gouache
27,8 x 21 cm
Bezeichnet unten links: Ad. Menzel
Kat. 1016

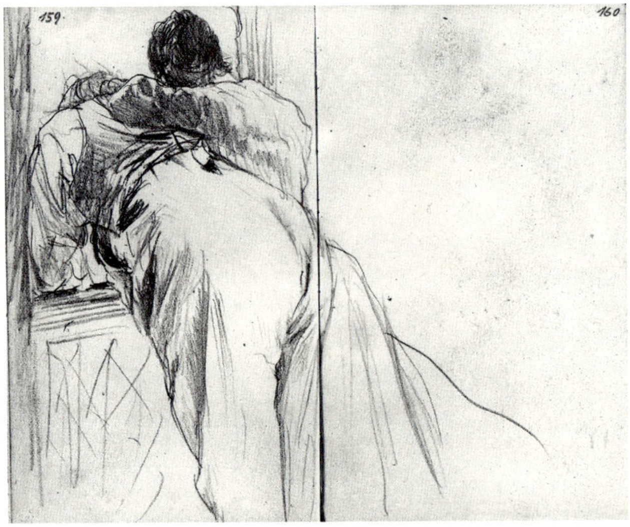

Skizzenbuch 1869, S. 159/60

Die Nacht beginnt herabzusinken über der großen Stadt. Erleuchtete Fenster in den hohen Häusern erzählen vom vielfältigen Leben ihrer Bewohner, von lauten und stillen Existenzen. Aus seinen Wohnungen in der Potsdamer Straße oder zuletzt in der Sigismundstraße hat Menzel sicherlich ähnliche Beobachtungen machen können. Über der schon im Dunkel verschwimmenden Straße bleibt dem Wolkenhimmel nur ein schmaler Raum. Mit dem Widerspiel von natürlichem und künstlichem Licht als malerischer Pointe ist auch das Wesen des Abends in der Stadt geprägt. Die bleibende Unruhe des versinkenden Tages hat hier Gestalt in einer kleinen Variante zu Menzels erstem Großstadtbild gefunden, dem »Pariser Wochentag«, der das in viele einzelne Facetten zerfallende Leben der Großstadt widerspiegelt.

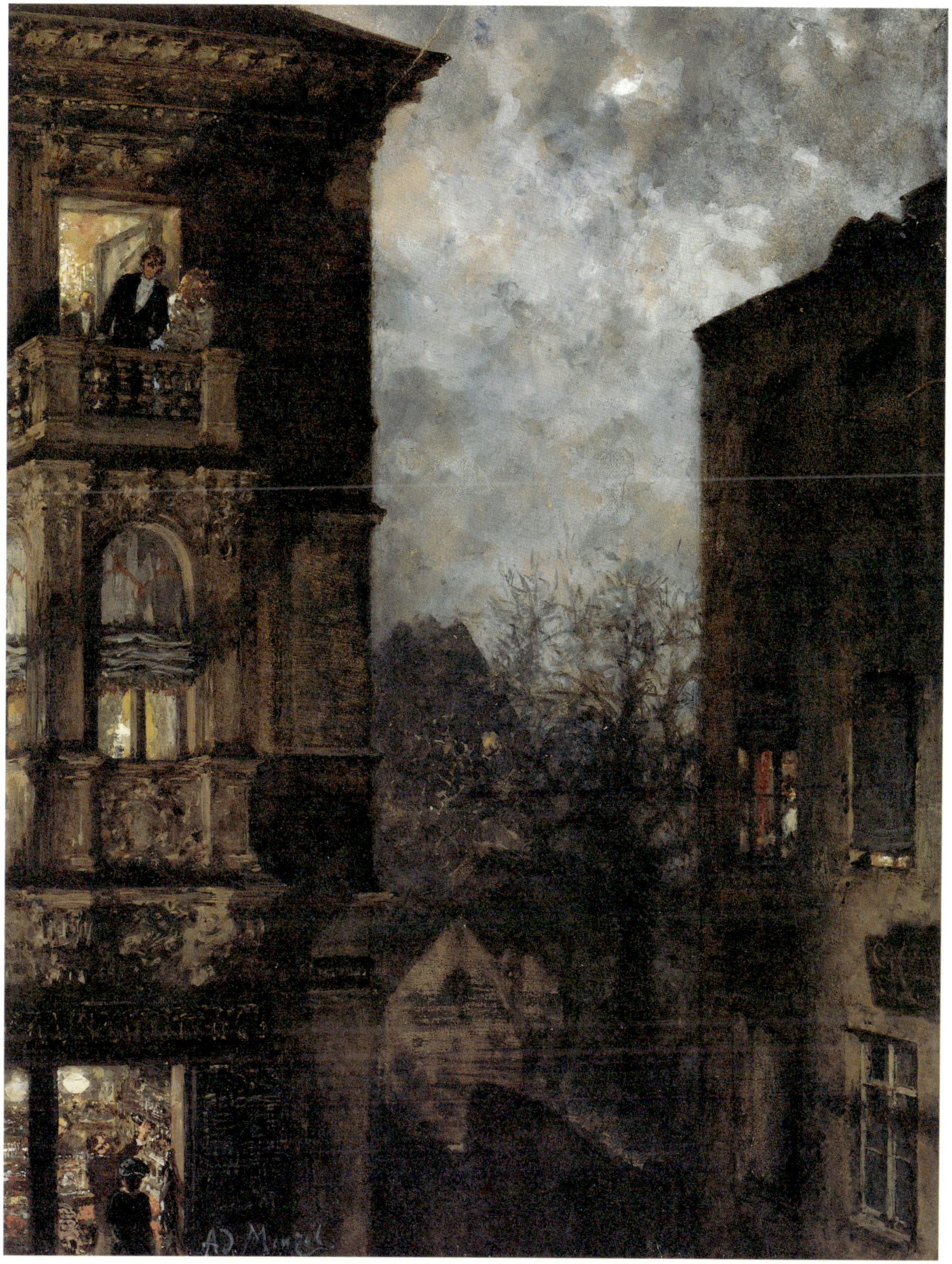

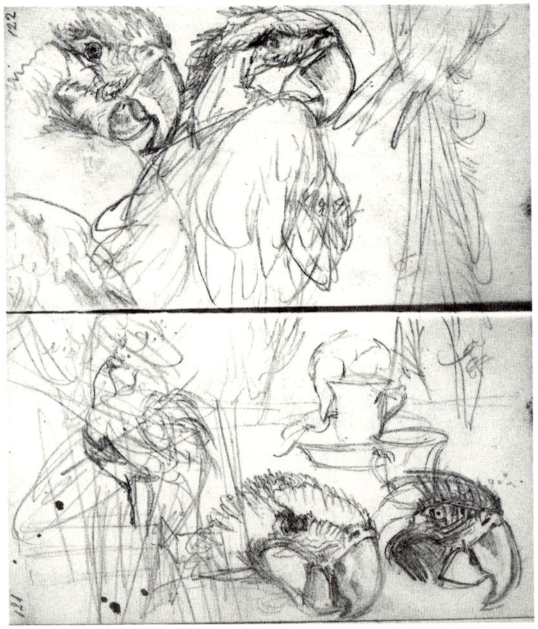

Skizzenbuch 1867/68, S. 121/22

Der Rabe, einen silbernen Löffel stehlend

Gouache, 9 x 16,7 cm
Bezeichnet links Mitte: A. M.
Kat. 1046

Ob Menzel die 1870 in dem »Münchener Bilderbogen« erschienene Bildergeschichte Wilhelm Buschs »Hans Huckebein – Der Unglücksrabe« kannte, als er das Gouache-Bild des diebischen Raben malte? Wir wissen es nicht. Daß Raben gern allerlei Unfug treiben, dürfte dem Tierkenner bekannt gewesen sein und – leicht könnte auch er eine »Bildergeschichte« erdacht haben. Im Skizzenbuch von 1867/68 findet sich bei den Studien nach dem Kopf eines Aras auch die Skizze des mit dem Schnabel den Löffel fassenden Raben. So bliebe zu vermuten, daß nur das Ambiente zu diesem kuriosen Ereignis erfunden wurde. Die erkaltete Zigarre an der Tischkante deutet darauf hin, daß derjenige, der hier im schattigen Grün Kaffee und Lektüre genoß, den lauschigen Platz schon vor längerem verlassen hat. So konnte sich der Dieb ungestört an sein Werk machen, das dem neben der prächtigen vergoldeten Tasse liegenden Löffel gilt. Doch es ist nicht mehr das schlichte Gefäß der Skizze, sondern die kostbare Tasse aus einem Service Friedrichs des Großen, übertragen aus einer farbig angelegten Zeichnung der Studien zu den Friedrich-Gemälden.

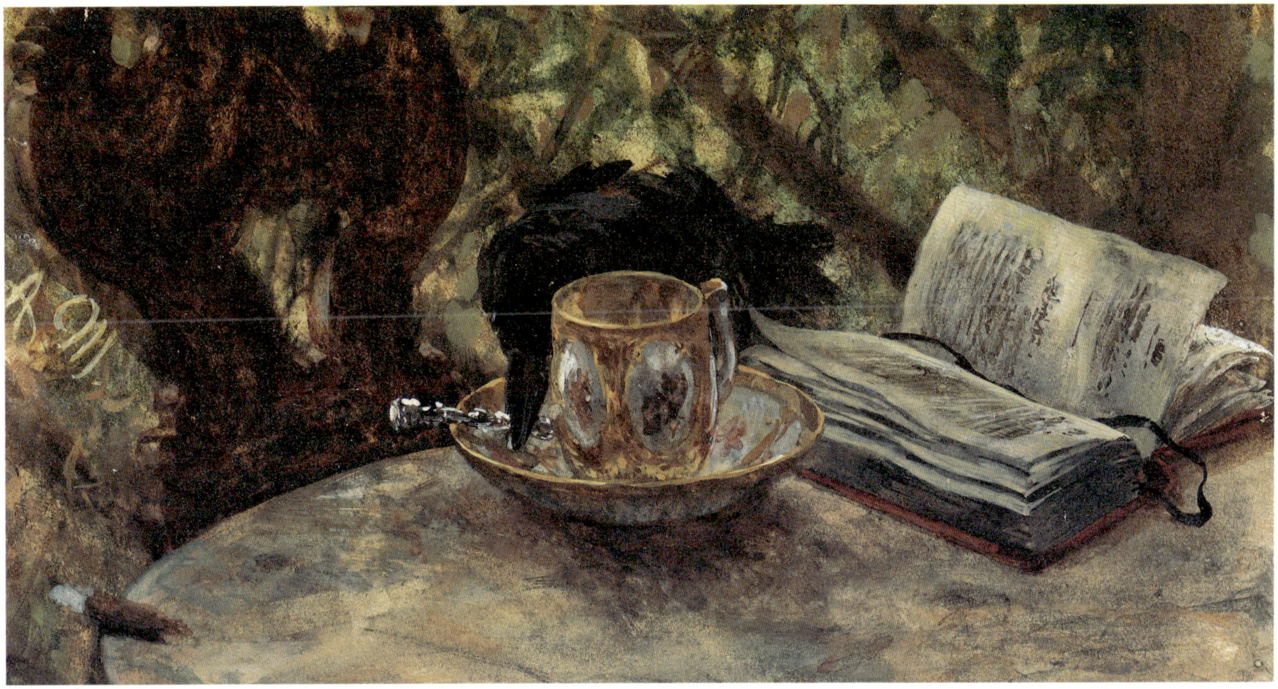

Die Herausgeberin

Marie Ursula Riemann-Reyher studierte Kunstgeschichte und Archäologie an der Universität Leipzig, arbeitete seit 1961 als wissenschaftliche Mitarbeiterin an der Nationalgalerie in Berlin und ist heute Kustodin am Berliner Kupferstichkabinett.

1976 betreute sie Ausstellung sowie Publikation zu Adolph Menzels »Eisenwalzwerk« und in den folgenden Jahren Ausstellungen zum zeichnerischen Werk des Künstlers, über das sie mehrere Arbeiten veröffentlichte. Gemeinsam mit Claude Keisch gestaltete sie Ausstellung und Katalog »Adolph Menzel – Das Labyrinth der Wirklichkeit« für Paris, Washington und Berlin (1996/97).

Gegenwärtig bereitet sie den Œuvre-Katalog der Zeichnungen und die Ausgabe der Briefe Menzels vor.

Bildnachweis

Wenn nicht anders vermerkt, befinden sich alle abgebildeten Arbeiten Menzels im Kupferstichkabinett, Sammlung der Zeichnungen und Druckgraphik, Staatliche Museen zu Berlin

Die Bildvorlagen lieferten Jörg P. Anders, Berlin, sowie die Staatsgalerie Stuttgart (Seite 10) und die Sammlung Georg Schäfer, Euerbach (Seite 19)

Abbildung auf Seite 108: N 2228
(N = Nachlaß Menzels)

Satz und Duotonelithos: Mega-Satz-Service, Berlin
Farblithos: NovaConcept, Berlin
Druck: Thomas Druck, Leipzig
Bindung: Kunst- und Verlagsbuchbinderei, Leipzig

Printed in Germany

ISBN 3-87584-653-2

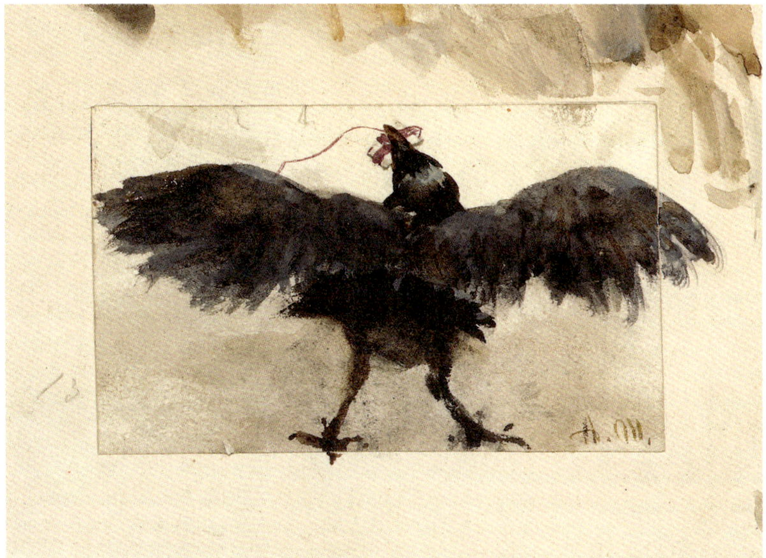